Das Bio-Mosaik

Einführung
in die geheimnisvollen
Lebenskräfte

Paul Schmidt

Das Titelbild symbolisiert die Lebenskraft, die in Michelangelos Bild »Die Erschaffung des Adam« dargestellt ist.

Das Geheimnis dieser Lebenskraft soll durch einzelne Beobachtungen wie in einem Mosaikbild verständlich gemacht werden.

Die entgegengesetzt drehenden beiden Wellen sollen andeuten, daß alles Leben nur aus Wellen besteht, und Gesundheit und Glück durch Wellen gesteuert werden.

Seht Ihr den Mond dort stehen?
Er ist nur halb zu sehen
und ist doch rund und schön.

So ist's mit manchen Sachen,
die wir getrost belachen,
weil unsere Augen sie nicht sehn.

Mathias Claudius

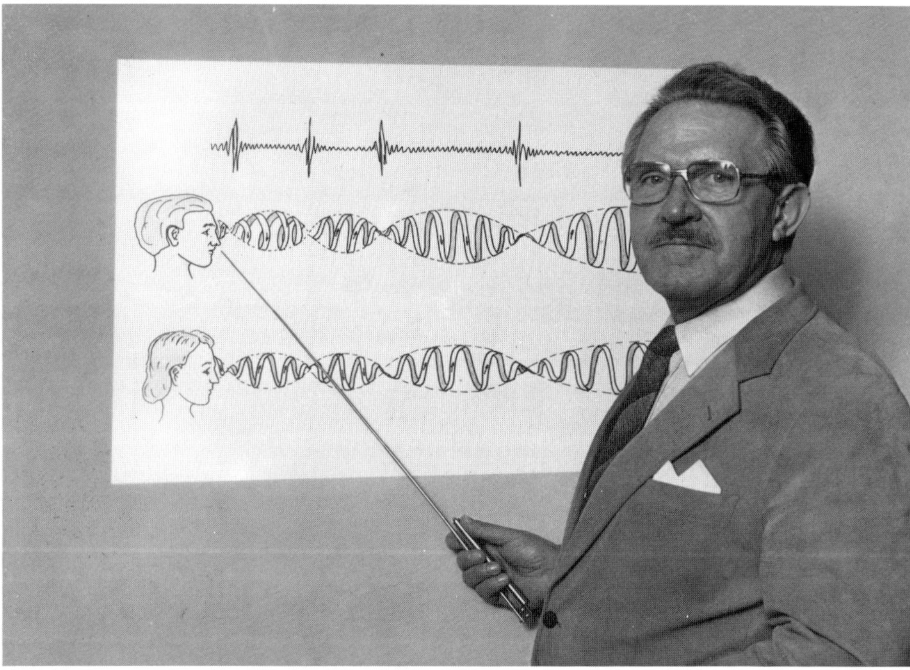

Paul Schmidt

Inhalt

Vorwort

Es gibt im Leben fundamentale Fragen, auf die wir noch keine plausible Antwort wissen:

Was ist Leben?

Was ist Gesundheit?

Was sind Krankheiten und wie entstehen sie?

Was bewirkt eine Heilung?

Woher beziehen wir unsere Lebenskraft?

Wie kann der Körper große Wunden heilen?

Welche Wirkung hat biologische Nahrung?

Können *Erdstrahlen* die Gesundheit beeinflussen?

Haben kosmische Wellen einen Einfluß?

Was sollen wir von den ostasiatischen Heilmethoden (Akupunktur) oder den Heilmethoden der Naturvölker halten?

Hinter allem steckt eine geheimnisvolle Energie, die sich physikalisch noch nicht messen läßt und deshalb wissenschaftlich nicht erforscht bzw. anerkannt wird.

Man kann sie an bestimmten unerklärlichen Phänomenen beobachten.

Wenn man diesen Erscheinungen ernsthaft nachgeht, formt sich daraus ein Bild wie aus Mosaiksteinchen zusammengesetzt, das uns die dahinterstehende geheimnisvolle Kraft verständlicher erscheinen läßt. Unser Leben und unsere Gesundheit werden sehr stark von ihr beeinflußt. Deshalb lohnt sich die Erforschung dieser Kraft.

Diese Schrift will davon berichten. Sie ist für den Laien gedacht; deshalb habe ich bewußt auf umfangreiche Literaturhinweise verzichtet.

Ich habe überlegt, ob es sinnvoll ist, diese Schrift schon jetzt zu veröffentlichen, obwohl ich selbst erst am Anfang dieser Forschung stehe.

Für die Forschung gibt es ein Ziel – jedoch nie ein Ende. Es ist sicherlich besser, mit den Erkenntnissen von heute schon jetzt etwas anzufangen und das Erforschte mitzuteilen, als auf die Ergebnisse der Forschung des Jahres 2000 zu warten.

Vielleicht regen meine Gedanken manchen Forscher zum unkonventionellen Denken an – zum Segen der Menschheit.

Paul Schmidt

Der Mensch, das unbekannte Wesen

Man nennt ihn *die Krone der Schöpfung* und pflichtet dieser ehrenvollen Bezeichnung bereitwillig zu, wenn man mit ästhetischem Auge den Menschen in seinen möglichen Lebensformen betrachtet:

Das elegante Tanzpaar in seinem harmonischen Zusammenspiel der Bewegung, der Jongleur mit seiner Akrobatik, der Hochgebirgssteiger, der bis zur höchsten Grenze seiner Leistungsfähigkeit geht, oder jemand, der den Nordpol erreichen will.

Handwerker und Künstler, die in Marmor, Holz oder in Bildern die Größe des menschlichen Geistes widerspiegeln, Dichter, die die Erkenntnisse des Geistes in Milliarden Büchern niederschreiben, Musiker, die mit nur wenigen Tönen eine unendliche Vielfalt von Musikstücken spielen, Ingenieure, die den technischen Fortschritt, das Radio, Fernsehen, das Fliegen und den Flug zu den Sternen ermöglichen.

Architekten, die den Tadsch Mahal und den Kölner Dom entwarfen, Menschen, die sich tapfer für eine gute Sache einsetzen und die aus Nächstenliebe ihr Leben opferten.

Unendlich sind diese Bilder, welche in dem einen Begriff zusammengefaßt sind:

der Mensch.

Er vollbringt die größten Leistungen, paßt sich allen Umweltbedingungen an, heilt sich selbst, wenn er verletzt oder krank ist und vollbringt das größte Wunder: Er kann sich in neues Leben fortpflanzen.

Betrachtet man den Menschen als Schnittzeichnung, wie zweckmäßig sein Skelett aufgebaut ist, wie sich die Muskeln, Sehnen, Adern, Lymphen harmonisch ineinanderfügen – so ist das die optimale Kombination, um allen Belastungen gerecht zu werden. Alle Organe zusammen mit Gewebe und Haut zu einem Gebilde verschmolzen, ergeben die menschliche Gestalt: anmutig und schön, so daß Künstler wie Dichter, Maler und Bildhauer nie aufhören, dieses menschliche Bild in ihren Kunstwerken zu verewigen.

Und doch ist das nur die eine Seite – die spektakuläre – des Lebens. Viel größer sind die Leistungen des Geistes, wie z. B. die Meisterwerke der Dichtkunst, die Kompositionen der großen Meister, die Gedankenwelt der Philosophen, die Botschaften der Mystiker. Das alles personifiziert sich auch noch in millionenfach anderen Weisen in dem Einen:

im Menschen.

Er wird geboren, altert, stirbt.

Was hat das für einen Sinn? Diese Frage hat schon Jahrtausende die Menschen fasziniert. Religionen haben versucht, Antworten zu geben. Anscheinend ist die Antwort nicht klar genug, denn man hat den Eindruck, daß 2000 Jahre nach Christi Geburt das große Forschen weitergeht.

Inzwischen setzt sich das Ergründen um das Wesen des Menschen fort. Zunächst beschränkt man sich auf das Suchen nach den normalen Lebensfunktionen des Menschen. Man nennt diese Lehre: *Physiologie.* Wie verzweigt diese Lehre ist, beweist, daß in einer Zusammenfassung allein 10 000 Seiten mit Titeln der sachbezogenen Ausarbeitungen existieren. Bis in die feinsten Verästelungen histologischer Forschung, welche die automatische Regeltechnik in den verschiedenen Regelkreisen erkennen läßt, dringen die Wissenschaftler vor. Alle fünf Jahre verdoppelt sich das Wissen um die medizinischen Zusammenhänge. Jährlich werden die Nobelpreise auf diesem Forschungsgebiet verdienten Wissenschaftlern zuerkannt.

Und wieviel wissen wir von uns selbst?

Sind wir bald an der Schwelle des Wissens angekommen?
Es wird erzählt, daß etwa im Jahre 1780 ein amerikanischer Direktor des Patentamtes zurückgetreten ist mit der Begründung, daß es jetzt nach seiner Auffassung nichts mehr zu erfinden gäbe. Das ist wahrscheinlich eine Legende! Es gibt uns aber zu bedenken, wieviel seitdem erfunden worden ist.

Wir glauben, daß es die entscheidenden Erfindungen waren.

Doch das ist nicht das beherrschende Bild desselben Menschen:

Wir begegnen ihm täglich, wenn wir die Augen offenhalten: krank und gebrechlich, von Schmerzen gekrümmt, von Trauer gedrückt, als gefühllosem Egoist, als raffiniertem Dieb, als Kidnapper, Terrorist und Attentäter, als skrupellosem Mörder.

Und das alles in demselben menschlichen Körper. Es ist eine unendliche Fülle von Möglichkeiten der Entfaltung. Schon rein genetisch ist kein Mensch gleich dem anderen. Die Veranlagungen sind von Mensch zu Mensch unterschiedlich und bleiben auch so, selbst wenn sie unter gleichen Lebensumständen aufwachsen.

Und wo steht die heutige Physiologie?

Jede Wissenschaft steht bei ihren Anfängen vor Neuland. Alle Erkenntnisse werden wie die Steine eines Mosaiks zusammengetragen und irgendwo auf einer weißen Fläche aufgeklebt. Alle neuen Erkenntnisse ranken sich um dieses Bild herum und bilden so nach und nach ein Ganzes. So fügen sich Gedankenbilder zu Gedankenbilder, in der Absicht, eines Tages ein großes Bild des wahren Menschen mit all seinen Vorzügen und Schwächen aufzuzeichnen.

Noch niemand weiß oder ahnt, wie es je aussehen wird.

In der Forschung weiß niemand im voraus, was man entdecken wird. Wenn es so wäre, wäre es keine Forschung mehr. Es wäre lediglich eine gedankliche Ableitung. Dort liegt das Problem unserer wissenschaftlichen Forschung.

Nach der wissenschaftlichen Definition besteht ihre Aufgabe darin, naturwissenschaftliche Beobachtungen zu machen, daraus Schlüsse zu ziehen, Theorien aufzustellen und diese durch praktische Demonstrationen und Berechnungen zu beweisen mit dem Ziel, die Wahrheit zu finden.

Es ist aber ein anderes Gesetz der naturwissenschaftlichen Forschung, daß alle Thesen von jedermann zu jeder Zeit nachvollzogen (verifiziert) werden können.

Die wissenschaftliche Forschung erkennt nur das wissenschaftlich an, was mit ihren Mitteln, d. h. den Mitteln der Physik und Chemie gemessen werden kann. Alles andere zählt nicht. Es kann nichts existieren, wenn es nicht mit den Meßgeräten der Physik und Chemie faßbar ist. Die Objektivierung wird vor die Wahrheitssuche gesetzt.

Chemiker untersuchen Nahrungsmittel auf ihre chemische Zusammensetzung hin und ziehen daraus ohne Ahnung, wovon sie reden, den Schluß, daß z. B. biologische Nahrung und künstlich gezüchtete Nahrung den gleichen Wert hätten. Nach dieser Methode müßte ein lebender Mensch chemisch betrachtet gleich einem toten Menschen sein. Für mich besteht da jedoch ein gewaltiger Unterschied.

Die Lebenskraft bzw. Lebensenergie beispielsweise läßt sich nicht chemisch und auch (noch) nicht physikalisch messen. Auf diese Weise erscheinen in Zeitungen *wissenschaftliche Gutachten,* die objektiv auf bestimmten Beobachtungen basieren, aus denen jedoch von den *Wissenschaftlern* falsche Schlüsse gezogen werden. Das läuft dann alles als *„wissenschaftlich anerkannt".*

In der Wissenschaft hat es früher die gegenteiligsten Meinungen gegeben, von denen jede für sich in Anspruch nahm, die einzig Wahre zu sein. Aus dem Streit kristallisierte sich mit der Zeit die Wahrheit heraus. Bei uns hat sich leider eine *wissenschaftliche* Methode gebildet, daß nur eine einzige *Wahrheit* existiert. Weil sie irgendein *Wissenschaftler* beschrieben hat, wird es von allen kritiklos geglaubt. Niemand darf es wagen, zu widersprechen. Forschungsaufträge werden nur in ganz bestimmte Richtungen erteilt und die Förderungswürdigkeit von Experten bestimmt, die einer bestimmten Auffassung sind.

Früher hatte man dieses Obrigkeitsdenken den Uniformen gegenüber. Der Hauptmann von Köpenik ist dafür die Symbolfigur. Heute ist die Uniform durch den „weißen Kittel" ersetzt worden. Was ein *Wissenschaftler* im weißen Kittel sagt, ist für den größten Teil der Menschen das „Evangelium". Es zählt nur noch die Frage: *Ist das wissenschaftlich anerkannt?*

Damit wird aber automatisch jede neue Entdeckung blockiert, wie z. B. in der Krebsforschung, weil ja nur in einer bestimmten Richtung geforscht werden darf. Andere bekommen von dem Kuchen nichts mit.

Ich habe versucht, auf eigenes Risiko und eigene Kosten eine andere Richtung zu gehen.

Die Physiker müssen sich gefallen lassen, daß sie nach der Bedeutung der 4. und 5. Dimension befragt werden, auf die Newton noch keine Antwort wußte. Newton'sche Physik, die unser Denken beherrscht, ist nur ein Mosaikstein im Gesamtbild der Kosmo-Physik.

Die Chemiker müssen sich fragen lassen, ob es einen Unterschied zwischen der chemischen Zusammensetzung eines Lebenden und eines Toten gibt. Solange diese Frage nicht überzeugend geklärt ist, bleibt ein weißer Freiraum in dem physiologischen Gesamtbild des Menschen.

Es muß doch einen Unterschied geben zwischen einem Maximilian Kolbe, der sein Leben aus Liebe opferte, und einem Massenmörder.

Es sind die Umwelteinflüsse in Form von Liebe mit allen ihren Erscheinungsformen wie Glaube, Vertrauen, Dankbarkeit, Hinwendung zum anderen, Wahrheitsliebe, Zärtlichkeit, Freude oder in Form von Haß als Neid, Mißgunst, Ärger, Angst, Mißtrauen, etc., die letztlich das Bild des Lebens bestimmen.

Da ist der Geist, der den Menschen formt. Selbst wenn verschiedene Kinder stets zusammenleben würden und sie denselben Einflüssen ausgesetzt wären, so würde das Ergebnis nicht dasselbe sein: Der Geist spielt eine Rolle!

Ist man ständig den konstruktiven Gedanken einer ausstrahlenden Persönlichkeit ausgesetzt, so nimmt man unwillkürlich denselben Gedanken auf. In dem Milieu eines Mafia-Bosses werden sich die Menschen gedanklich anders entwickeln. Fortschrittliche Physiologen sprechen von der Einheit. Sie sprechen von

Körper - Seele - Geist.

Sie laufen Gefahr, sich entsprechend den Spielregeln der konservativen Wissenschaft verlacht und als Scharlatan abgetan zu werden. Auch Galileo Galilei (1564 - 1642) gehörte zu dieser Kategorie. Wenn er seinen heute als selbstverständlich anerkannten Erkenntnissen nicht abgeschworen hätte, wäre er wohl als Ketzer verbrannt worden. Heute werden die Inquisitoren durch wissenschaftliche Autoritäten ersetzt und die Betroffenen zu Scharlatanen erklärt.

Doch wie will man aus diesem Teufelskreis herauskommen?

Alle Beobachtungen sind der erste Schritt von Erkenntnissen. Diese Erkenntnisse versucht man zu einem Gedankenbild zu ordnen. Erst nach diesem Vorgang kann man Gesetzmäßigkeiten ermitteln, entsprechende Meßgeräte entwickeln und verbessern.

Was ist jedoch, wenn es sich um ein vollkommen fremdes Gebiet handelt, wo die physikalischen Meßgeräte keine Ergebnisse liefern?

Das oberste Gebot des Forschers ist die Wahrhaftigkeit, die Unvoreingenommenheit. Doch wo bleibt sie in der Physiologie? Kann es nicht sein, weil es nicht sein darf? Vielleicht ist die Antwort auf diese Frage ganz einfach:

Der Mensch besteht nicht nur aus dem physischen Körper, der sich chemisch selbst steuert, sondern aus mehreren Körpern übereinander in der gleichen Hülle und in der gleichen Form, die sich gegenseitig stützen und beeinflussen.

Die Wissenschaft sieht nur den mit unseren 5 Sinnen wahrnehmbaren Körper. Doch sind es wirklich nur 5 Sinne? Vielleicht sind es in Wirklichkeit 20. Wie viele Menschen fühlen, wenn sie von anderen beobachtet werden. Wie viele haben Vorahnungen? Wie viele haben besondere Fähigkeiten, die bei uns durch die Inquisition ausgerottet und seitdem vernachlässigt werden?

In unserem allgemeinen Denken gehen wir davon aus, daß das, was wir denken und tun, auf der ganzen Welt so sein müßte.

Das ist bei weitem nicht so!
Jahrtausende alte Erfahrungen werden ignoriert, weil irgendjemand eine *neue Entdeckung* gemacht hat und daraus Hypothesen aufstellt, die sofort als Wahrheit verkündet werden, weil es ein Repräsentant der traditionellen Wissenschaft gesagt hat.
Wann fangen wir an – wer wagt es, sich aus dieser geistigen Fessel zu befreien? In gleicher Weise werden wir im gesellschaftlichen Leben gedrängt und genötigt, uns ja nicht mehr für uns selbst verantwortlich zu fühlen, sondern passiv darauf zu warten, daß andere für uns sorgen (soziales Netz).

Der Mensch braucht aber zu seiner Selbstverwirklichung die Aufgabe, für sein körperliches und geistiges Wohlergehen selbst zu sorgen. Wer dem Menschen diese Pflicht abnimmt, vielleicht in guter Absicht, degradiert ihn zum Sozialobjekt.

Das menschliche Glück hat einige Faktoren, von denen

der eine das Erfolgserlebnis ist. Ohne Erfolgserlebnis gibt es kein wahres Glücksgefühl. Das Erfolgserlebnis setzt Leistung voraus. Glück ist also ein aktiver Vorgang. Ohne Leistung ist kein dauerndes Glücksgefühl möglich. Das hat sich in dem *Sozialmodell Schweden* hinreichend bewiesen.

Es gibt noch andere fundamentale Bedingungen für echtes Glücksgefühl. Egoismus und Unehrlichkeit gehören jedenfalls nicht dazu. Diese beiden Dinge machen das Leben im Augenblick vielleicht leichter und bequemer; doch haben sie noch niemals jemanden richtig glücklich gemacht.

Jedenfalls bin ich der Meinung, daß der Mensch einfach nicht nur die Summe seiner Organe ist (das haben Tiere auch), sondern daß der Mensch mehr ist als chemische Zusammensetzungen, die sich automatisch selbst steuern.

Die Gesundheit ist ein wichtiger Teil seines Lebens.

Und diese Gesundheit wird durch kosmische Kräfte sehr stark beeinflußt.

Wie das geschieht, ist faszinierend und interessant. Je mehr ich mich persönlich damit befaßt habe, desto mehr haben mich diese geheimnisvollen Kräfte gefangengenommen.

Was ich dabei beobachtet und entwickelt habe, möchte ich Ihnen im Folgenden schildern.

Die geheimnisvollen Erdstrahlen

Seit Jahrtausenden weiß man, daß es Stellen auf der Erde gibt, an denen man krank wird, wenn man sich längere Zeit dort aufhält.

Die alten Chinesen machten Erdgeister dafür verantwortlich und spürten die gefährlichen Stellen mit der Wünschelrute auf. Schon vor 5000 Jahren wurde der chinesische Kaiser Yü auf einem Steinrelief mit einer Wünschelrute abgebildet.

Die geheimnisvollen Kräfte im Erduntergrund kannten auch die alten Ägypter. Sie bauten ihre Pyramiden genau in Nord-Süd-Richtung und mit einem ganz besonderen Spitzenwinkel. Wenn man heute diese Pyramiden als Modell nachbaut, kann man beobachten, daß im unteren Drittel kein Fleisch verfault, sondern daß es eintrocknet. Die Ägypter nutzten das, um zu verhindern, daß der Leichnam des Pharao verwest.

Ein anderer Effekt der Pyramide:

Legt man stumpfe Rasierklingen hinein, und zwar genau von Nord nach Süd ausgerichtet, so schärfen sie sich wieder von selbst. Darauf ist ein Patent erteilt worden, weil es tatsächlich funktioniert.

Die Gänge der Pyramiden waren so ausgelegt, daß sich unsere geheimnisvollen Kräfte so stark ansammelten, daß jeder Eindringling oder Grabräuber fluchtartig das Weite suchte oder den Tod fand. Man sprach vom sogenannten *Fluch des Pharao*.

Mit der Wünschelrute suchte man schon im Mittelalter unterirdische Erzlager und Wasser. Wünschelrute und Pendel waren die einzigen Instrumente, mit denen man unterirdische Lagerstätten und Wasseradern feststellen konnte.

Kein geringerer als Johann Wolfgang von Goethe hat sich sehr intensiv mit dem Phänomen des Pendelns beschäftigt. Weil nicht jeder rutengehen kann, wird in der Wissenschaft das Thema leider als Tabu angesehen.

Doch solange es kein besseres Instrument gibt, muß die gute alte Rute herhalten, wenn man diesen Kräften nachgehen will.

Man kann mit Rute und Pendel Erkenntnisse sammeln, die man im nachhinein dann vielleicht auch physikalisch nachvollziehen kann. Wenn diese Möglichkeit von vornherein ausgeschlossen ist, verbaut man sich den Weg für eine erfolgreiche Forschung.

In anderen Ländern wird schon die strenge Auffassung der wissenschaftlichen Forschungsspielregeln gelockert. In Rußland und im ganzen Ostblock beschäftigt man sich mit diesen Kräften. In der UDSSR ist die Radiästhesie ein ordentliches Lehrfach. In der US-Army gibt es viele ausgebildete Wünschelrutengänger. Aus China kann man erfahren, daß dort den Geheimnissen der PSI intensiv nachgegangen wird. In der Schweiz und auch in England werden die geistigen Kräfte mit großem Eifer studiert.

Es ist sehr bedauerlich, daß es bei uns in Deutschland kaum ein Forscher wagen kann, sich mit Kräften jenseits des Physikalischen zu beschäftigen, ohne Gefahr zu laufen, auf das Schärfste von anderen Kollegen angegriffen und als Schwindler und Betrüger verurteilt zu werden.

Schon nach dem heutigen Stand meines Wissens möchte ich behaupten, daß das kommende Jahrhundert in einem solchen Maße von diesen paraphysikalischen Kräften beherrscht wird wie das 20. Jahrhundert von der Atomkraft.

Unter dem Begriff *Erdstrahlen* verbergen sich eine Reihe ganz unterschiedlicher Strahlen und Wellen. Man könnte sie mit dem Begriff *Luft* vergleichen. Denn auch Luft ist unsichtbar.

Früher wurde von der Wissenschaft bestritten, daß Luft überhaupt physikalisch existiert. Erst im Jahre 1650 wies der Bürgermeister von Magdeburg – Otto von Gericke – mit seinem berühmten Versuch der 2 Halbkugeln nach, daß Luft physikalisch existiert. Heute weiß man, daß sie aus 21 % Sauerstoff, 78 % Stickstoff und vielen anderen Edelgasen besteht. Sauerstoff ist 2-atomig, und wenn er 3-atomig ist, bekannt als Ozon, wirkt er sogar giftig. Sauerstoff kann außerdem negativ ionisiert sein, dann ist er vom Blut besser aufnehmbar. Er kann auch durch Verschmutzungen positiv ionisiert sein – das wirkt sich auf die Atmung ungünstig aus.

Was kann man nicht alles über die Edelgase ausführen, die als Beispiel in den Langfeldleuchten Licht in den verschiedensten Farben erleuchten lassen. Und doch fällt das alles unter den Begriff *Luft.* Genauso müssen wir die *Erdstrahlen* unterscheiden lernen und sie dann einzeln auf ihre Wirkung überprüfen. Man muß auch Ursache und Wirkung auseinanderhalten.

Verschiedene *Strahlen* können einzeln oder gemischt auftreten. Eine Konfusion kann unter den Rutengängern auftreten, wenn der eine noch eine Strahlung mißt, während der andere mit seiner Rute nichts mehr feststellt.

Die Alpha-, Beta- und Gammastrahlen lassen sich einfach mit dem Geigerzähler nachweisen, aber auch nur als *Einschlag.* Solange man nach physikalisch meßbaren Ionen sucht, wird man vergeblich forschen.

Wir müssen akzeptieren, daß die Energieform dieser Wellen sich physikalischen Meßinstrumenten entzieht. Man kann vielleicht wie bei elektrischem Strom die Auswirkung des Stromes messen, jedoch kann man den Strom selbst nicht sehen.

Die Radiästhesisten versuchen, diesen Kräften ihre Geheimnisse mit der Wünschelrute zu entlocken.

Die Wünschelruten

Es gibt Wünschelruten in verschiedenen Ausführungen. Am gebräuchlichsten sind die Vertikalruten. Man schnitt sie zunächst aus der Astgabel eines Baumes. Heute stellt man sie aus Metall oder Nylon her.

Wenn man die Rute am besten im Untergriff mit dem Handrücken nach unten an den Schenkeln faßt und sich einem Strahlungsfeld der Erdstrahlen nähert, z. B. über Wasseradern, so wird die Rutenspitze nach unten gezogen. Die Kraft kann je nach der Stärke des Feldes und der *Rutenfähigkeit* so stark sein, daß man die Rute nicht mehr halten kann. Sie dreht sich in der Hand. Wenn man versucht, sie mit Gewalt zurückzuhalten, kann dabei die Rinde einer hölzernen Rute abgeschält werden, oder die Gabel kann sogar in der Hand brechen.

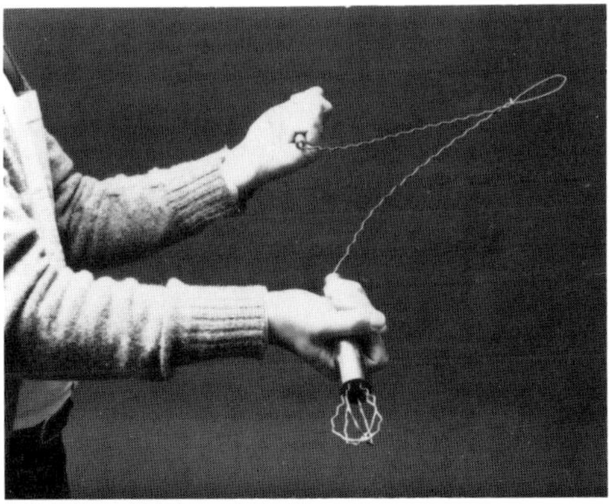

Abb. a

Wünschelrute aus Metall in der Hand eines Rutengängers.

Verschiedene Wünschelruten

Heute gibt es Nylonruten, an denen genau gekennzeichnet ist, wo man sie anfassen muß, um Wellen ganz bestimmter Längen zu erfassen, (z. B. die Wellen von fließendem Wasser, von Erdverwerfungen, vom Globalgitternetz, vom Currynetz usw.).

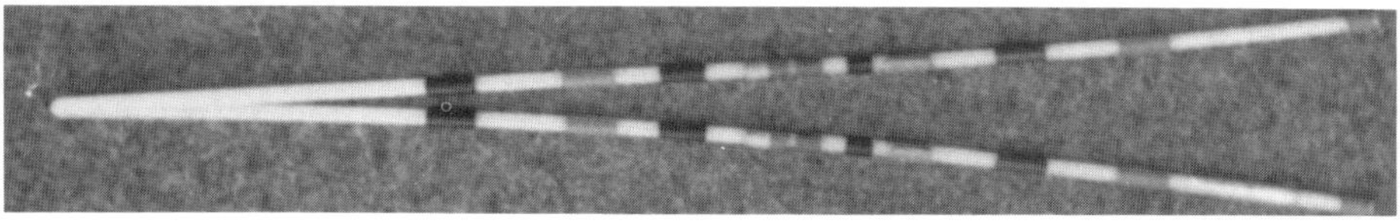

Abb. 1 *Nylonrute*

Technisch weiterentwickelt hatte Reinhard Schneider die sogenannte *Lecherrute* mit einem verstellbaren Schieber, der auf die einzelnen Wellenlängen umgestellt werden kann, so daß nicht nur das Kraftfeld, sondern auch die genauen Wellenlängen gezeigt werden.

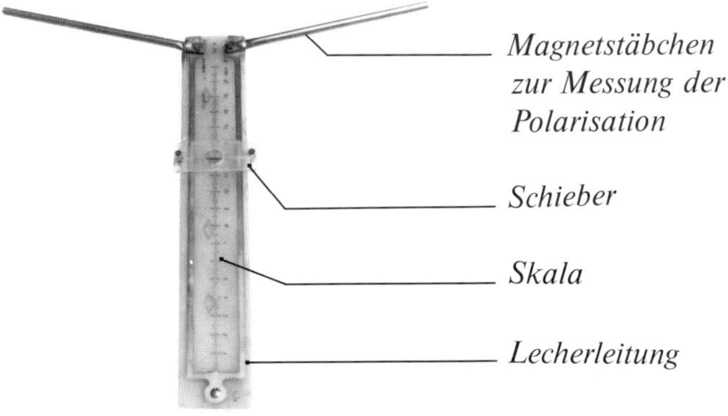

Abb. 2 *Lecherrute*

Sodann gibt es die sogenannten **Horizontalruten.** Das sind in der einfachsten Form ein paar abgewinkelte kugelgelagerte Drahtstäbe, die man in der Hand hält.

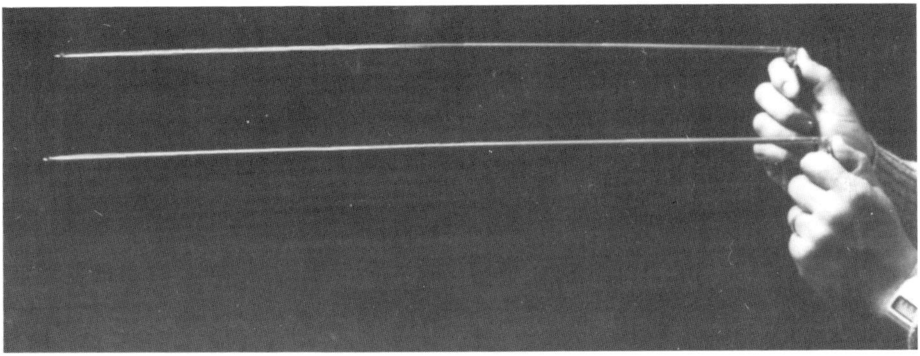

Abb. 3

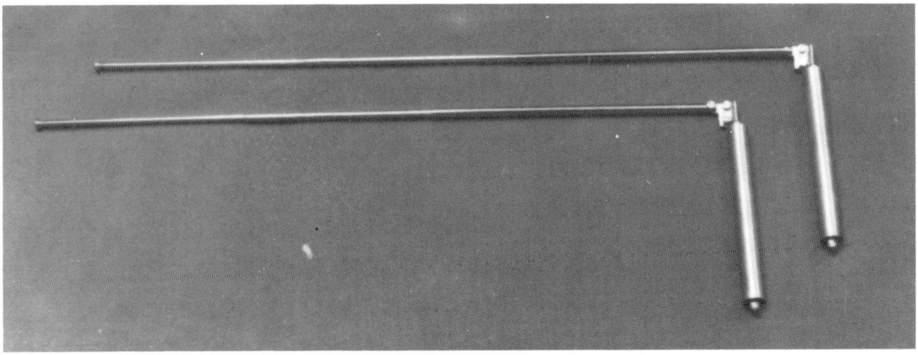

Abb. 4 *Horizontalruten*

Mit diesen Stäben kann man unterirdische Leitungen, wie Kabel, Wasserleitungen usw., finden: Man hält sie parallel geradeaus. Sobald man auf ein Kabel kommt, schwingen die Stäbe horizontal zur Seite aus und zeigen dann den Verlauf des Kabels an.

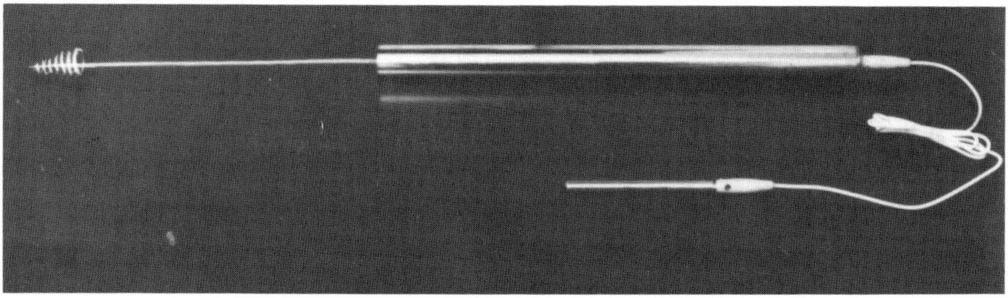

Abb. 5 *RAYOTEST mit Detektor*

Eine Spezialform der Rute ist der von mir entwickelte Diagnosestab **RAYOTEST** (Einhandrute). Er wird in **einer** Hand gehalten. In der zweiten Hand hält man einen sogenannten Detektor, der mit RAYOTEST durch ein Kabel verbunden ist. Fährt man mit dem Detektorstab den Körper ab, kann jede Entzündung zentimetergenau geortet werden. RAYOTEST besitzt einen wendelförmigen Antennenkorb, der an einem Federdraht steckt. Durch die Länge des Federdrahtes und das Gewicht des Antennenkorbes wird die Charakteristik des Stabes bestimmt. Für Versuchszwecke arbeite ich selbst mit 6 verschiedenen Ruten und kann damit sehr interessante Beobachtungen machen, z.B. die Wellenlänge bis in den mm-Bereich und den Drehsinn der Wellen anschaulich machen.

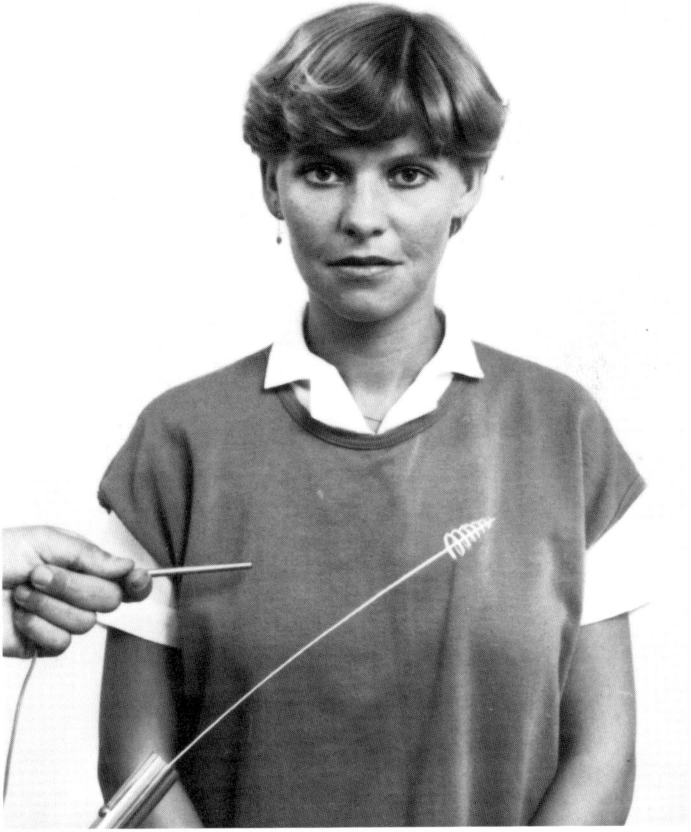

Abb. 6

RAYOTEST mit Detektor bei der Ortung einer Entzündung

Der RAYOTEST spricht auf viele unterschiedliche Wellen und Energieträger sehr fein an. Man kann alle Arten von kosmischen Wellen, die Aurawellen des Körpers, die den Gesundheitszustand erkennen lassen, die Strahlung von Fernsehgeräten und von Digital-Leuchtuhren, die Lebenskraft zwischen den Händen, die Wirksamkeit biologischer Nahrung und die Stahlkraft von Medikamenten feststellen.

Die kosmischen Wellen und die Wellen des Globalgitternetzes lassen sich mit RAYOTEST sowohl in der Wellenlänge als auch in der Wellenform erkennen. Diese beiden Größen beeinflussen unsere Gesundheit entscheidend.

Mittlerweile lassen sich mit Hilfe von Ultraschall die Schwingungen pro Sekunde (Fachausdruck: Frequenz in Hertz) von allen materiellen und immateriellen Dingen bestimmen. So lassen sich auch exakt die Frequenzen von »Erdstrahlen« ermitteln.

Ausführlich beschreibe ich die Ultraschall-Resonanzmeßmethode in meinem neuesten Buch »Symphonie der Lebenskräfte«, erschienen im August 1986 im RAYONEX Eigenverlag.

Es gibt im Handel viele Bücher über das Thema Wünschelrute und Pendel. Die Liste auf Seite 194 informiert Sie darüber.

Die Wirkungsweise der Ruten

Es wird schon immer herumgerätselt, wieso sich die Rute über Erdstrahlen verbiegt, und zwar mit solcher Kraft, daß dabei die Rute brechen kann bzw. die Rinde abgeschert wird, wenn sie über ein starkes Strahlenfeld kommt. Die Erklärung dafür ist keine Ermüdungserscheinung des Operators oder unerklärliches Muskelzucken, wie es gern von lästernden Kritikern abgetan wird. Meine Erklärung ist eine ganz einfache: Es handelt sich, ähnlich wie bei einem Elektromotor, um eine motorische Kraft einer anderen Energieform als beim Elektro-Magnetismus. Sie ist unsere Lebenskraft (Bio-Energie).

Ich gehe darauf später noch ausführlich ein.

Diese Kraft unterliegt anderen Gesetzmäßigkeiten und ist deshalb so schwer begreifbar. Sie fließt beim Mann aus der rechten Hand durch die Rute in die linke Hand (Abb. 7 und 8), und so ist ein Kreislauf dieser Energie geschlossen. Dieser Kreislauf hat zunächst noch gar keine Wirkung. Erst wenn er in ein anderes Kraftfeld eintaucht (wie z. B. beim Rutengehen über einer Störzone), beginnt die Kraft zu wirken und zieht die Rute mit einer **anderen Form des Magnetismus** nach unten.

Da es sich **nicht** um eine **echte elektrische Kraft** und **nicht** um **echten Magnetismus handelt,** kann man auch nicht von *elektro-magnetischen Wellen* sprechen. Um eine Unterscheidung zu treffen, nenne ich diese Kraft deshalb **elo-magetisch.**

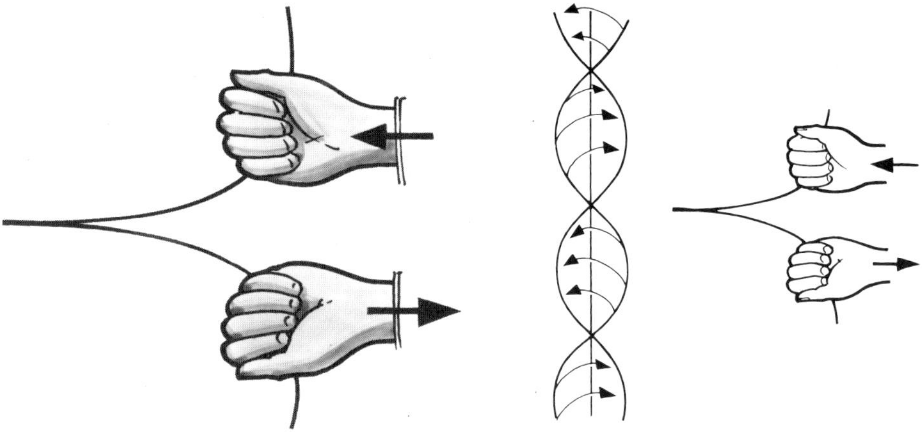

Abb. 7 Abb. 8

Ich nenne den Energieträger **Load,** und solange er einen **Linksspin** besitzt, nenne ich ihn ***Elo*** und mit **Rechtsspin** ***Mag***. In der chinesischen Akupunktur entspricht *Elo* dem *Yin* und *Mag* dem *Yang*.

Die Wellenform, die Wellenlänge und den Drehsinn kann man erkennen, wenn man mit RAYOTEST die verschiedenen Wellen untersucht. Ich werde darauf noch eingehend zurückkommen.

Daß die Lebenskraft die Bewegung von Rute oder Pendel verursacht, beweist auch das Kuriosum, daß die Bewegung des RAYOTEST und auch des Pendels sofort aufhört, wenn man mit dem **Zeigefinger** oder mit dem **Daumen** der freien Hand größere Metallteile, z. B. Heizungsrohre, berührt. Dann ist der Kreislauf geerdet und kann nicht mehr wirken. Sofort hört der Pendel auf sich zu bewegen - ebenso RAYOTEST. Sobald man den Finger abhebt, beginnt der Pendel bzw. RAYOTEST wieder zu laufen. Es genügt sogar schon, den Daumen und den Zeigefinger der linken Hand fest zusammenzupressen, um die Rute oder den Pendel zu blockieren.

Durch einen Ring auf dem kleinen Finger der linken Hand kann man die Rutenfähigkeit verstärken. Ich habe schon mehrere Personen, die nicht pendeln konnten, mit dem Biosender BIOTRON bewellt, und dann lief bei ihnen der Pendel sehr gut.

Noch besser ist meine Behauptung beweisbar, wenn man mit RAYOTEST in Verbindung mit dem Interferenzsender SANOTRON die Wellenlängen von Medikamenten, Körperzellen und Krankheiten mißt. Dabei beschreibt der Antennenkorb zwischen **SANOTRON** und beispielsweise einem Medikament kleinere und größere Rechts- oder Linkskreise oder auch Längs- bzw. Querausschläge. Es läßt sich von jedem beliebig reproduzieren, der genug Lebenskraft (Bio-Energie) in seinem Armkreislauf besitzt.

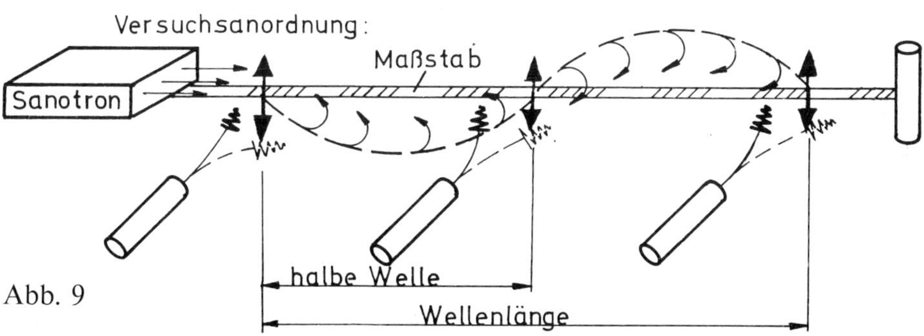

Abb. 9

Das läßt sich auch im Blindversuch nachvollziehen, d. h. man kann verdeckte Gegenstände mit SANOTRON-Interterferenzsendern in Resonanz bringen und die Frequenz mit RAYOTEST messen. Das Ergebnis ist mit Sicherheit immer gleich.

Jede Bewegung des Antennenkorbes folgt einem ganz bestimmten Rhythmus, der für den jeweiligen Sender bezeichnend ist. Jede kleine Bewegung, ob Rechts- oder Linksrotation, ob Horizontal- oder Vertikalschwingung, wiederholt sich immer wieder, so daß jeder Unvoreingenommene erkennen muß, daß es sich um die Welle einer ganz bestimmten Strahlung handelt.

Ich beschreibe das so ausführlich, weil diese von mir entwickelte **Resonanzmethode** es ermöglicht, die Wellenlängen unserer Lebenskraft genau festzustellen.

BIOTRON und *SANOTRON* sind Biosender, die reine kosmische Energie (das ist unsere Lebenskraft, mit der unser Körper gesteuert wird) ohne Fremdenergie abgeben. Mit *BIOTRON* läßt sich die Lebenskraft oder auch Widerstandskraft auf 2 Kanäle verstärken. *SANOTRON* dagegen sendet auf 200 einstellbaren Kanälen, Frequenzen oder auch Wellen. Man kann so Einfluß auf jedes Organ nehmen.

Die beiden Geräte werden später ausführlicher beschrieben. (Hersteller: RAYONEX Strahlentechnik GmbH, 5940 Lennestadt 1)

Wie mißt man die Wellenlänge?

Zunächst muß man wissen, daß alle lebenden Substanzen Wellen aussenden; aber auch Steine und Farben senden Wellen aus. Diese Wellen kann man mit RAYOTEST erkennen.

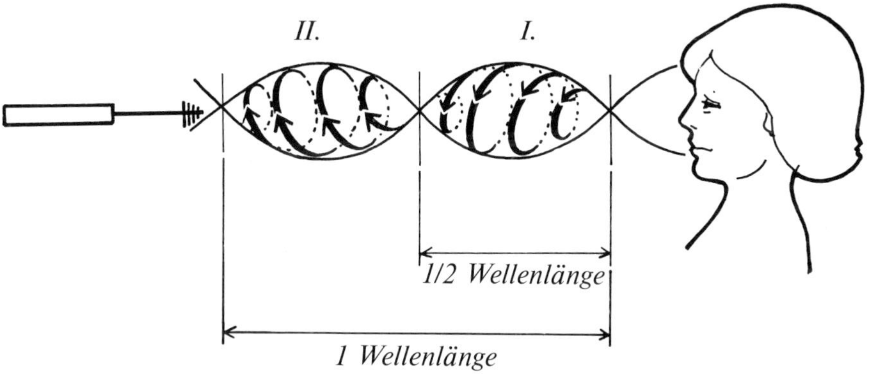

Abb. 10 *Messung der Aurawelle in Längsrichtung*

Hält man RAYOTEST in Längsrichtung zum strahlenden Körper und bewegt den Stab langsam davon weg, so kann man beobachten, daß der Korb in der 1. Wellenhälfte eine Rechtsrotation und in der 2. Wellenhälfte eine Linksrotation beschreibt und so einer Sinuskurve folgt. Aus der Entfernung der Wellenknotenpunkte kann man mit einem Maßband die Wellenlänge ablesen (Abb. 10).

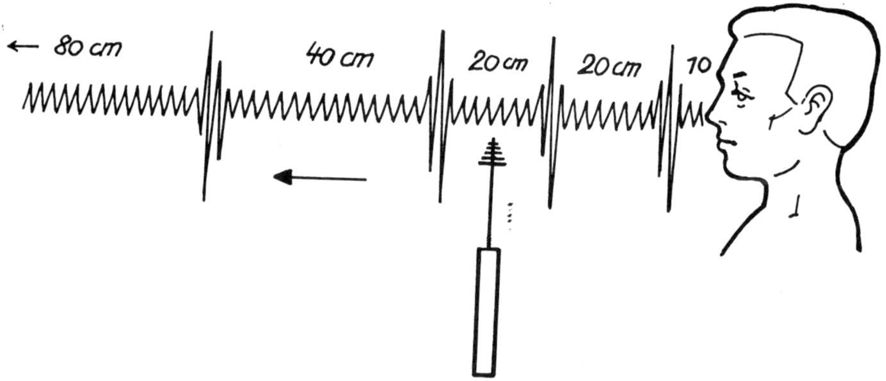

Abb. 11 *Messung der Aurawelle in Querrichtung*

Bei einer anderen Versuchsanordnung hält man den Stab quer auf den Körper zu. Wenn man sich entfernt, beschreibt er im Tal der rechts- und linksdrehenden Amplitude Vertikalschwingungen, die am Ende der Amplitude stärker senkrecht auf und ab schlagen. Bei der menschlichen Ausstrahlung, die man Aura nennt, verdoppelt sich die Wellenlänge jedesmal. Darauf gehe ich unter dem Kapitel *Aura* noch näher ein.

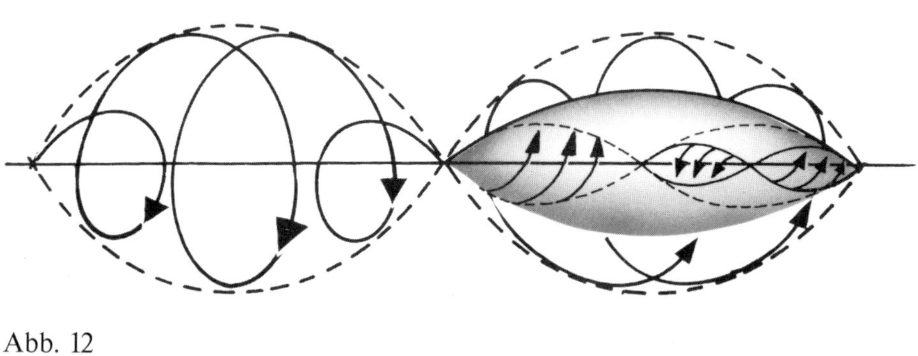

Abb. 12

So konnte ich vom senkrechten Ausschlag der einen Welle bis zum senkrechten Ausschlag der anderen die genaue Wellenlänge ermitteln und fand heraus, daß in jeder Welle weitere Wellen schwingen, die lückenlos ineinander übergehen (Abb. 12).

Wir wissen jetzt, wie man die Wellenlänge ermittelt. Mit Hilfe des Resonanzverfahrens kann man aber auch die Wellenlänge **anderer** Körper feststellen, indem man den strahlenden Körper vor das SANOTRON-Gerät legt und den Teststab RAYOTEST dazwischenhält.

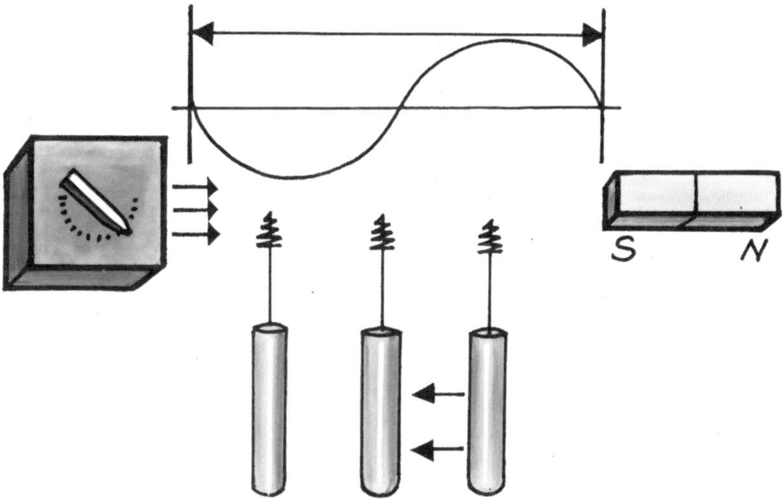

Abb. 13

Wenn man an dem SANOTRON den Kanal so lange verstellt, bis RAYOTEST eine horizontale Längsbewegung beschreibt, kann man den Kanal bzw. die Welle ablesen und die genauen Wellenlängen mit einem Maßband ermitteln. Auf dieser Welle oder dem Kanal, sendet der strahlende Körper. Doch wie soll man auf diese Weise zum Beispiel die Wellen und Konzentrationen über einem Bett messen oder die Störungen im Bio-Energiekreislauf?

Ich habe dafür ein ganz einfaches Verfahren entwickelt:

Die **Loadografie.**

Aluminium, für Elektronen ein sehr guter Leiter, hat für die *Loads* die Speicherwirkung, wie ein Tonband für Musik. Auch Plastikfolie besitzt diese Eigenschaft.

Wenn man eine normale Haushalts-Alufolie benutzt, in kleinen Plättchen auf eine Papierbahn klebt und diese ca. 1/2 Stunde auf sein Bett legt, so dringen die Konzentrationen in die Folie ein und behalten die Schwingung lange Zeit bei, sowohl in der Wellenlänge als auch in der Intensität (Energiegehalt der Welle je nach Stärke des Rutenausschlages). Dieses Plättchen bringt man vor dem SANOTRON zur Resonanz und kann genau jede Welle und Intensität mit dem RAYOTEST ablesen. In einem Fall waren es 22 verschiedene Wellen übereinander.

Bei der Untersuchung von Krebsbetten fand ich genau an der von Krebs befallenen Stelle ungewöhnlich starke Überlagerungen. Dieses Verfahren habe ich zum Patent angemeldet. So ist es also heute möglich, auf einfache Art, auch ohne weite Reisewege eine genaue Analyse der Wellensituation aufzustellen.

Man kann jede einzelne Wellenlänge und ihre Intensität erkennen, denn das ist für die Entstörung wichtig, wie wir noch in den folgenden Ausführungen sehen werden. In diesem Zusammenhang konnte ich eine weitere interessante Beobachtung machen: Wenn man einer kranken Person ein Knäuel von Alu-Folie ca. 10 Minuten in die Hand gibt und dieses Knäuel dann vor dem SANOTRON zur Resonanz bringt, so bekommt man auf ganz bestimmten Wellen starke Ausschläge.

Interessant ist, daß die Wellenlängen, die im Bett ermittelt wurden, und die Wellenlängen, welche mit Hilfe des Alu-Folienknäuels aus dem Bio-Energiefluß des Armkreislaufes gefunden wurden, praktisch gleich sind. Die Wellen des Knäuels zeigen Blockaden im Bio-Energiefluß oder Steuerstrom an.

Blockaden im Bio-Energiefluß können Krankheiten verursachen. **Jedes Organ wird auf einer ganz bestimmten Wellenlänge gesteuert. Wird diese Wellenlänge blockiert, so kann das entsprechende Organ erkranken.**

Ich habe eine Liste der Wellen für alle Organe erarbeitet, so daß es möglich ist, aufgrund der im Bett festgestellten Wellen, mit großer Wahrscheinlichkeit zu sagen, welches Organ dadurch erkrankt.

Es scheint so, daß

1. Konzentrationen bestimmter Wellen ein pathogenes (krankmachendes) Feld aufbauen (meßbar mit der Loadografie),

2. diese Wellen im Energiekörper bestimmte Kommunikationsleitungen überlagern und die Steuerung der Zellen stören bzw. dauerhafte Blockaden im Energiekörper verursachen,

3. die Fehlsteuerung der Zellen aufgrund von Blockaden im Energiekörper unnormale Veränderungen in der Zelle herbeiführen, welche als Symptome erkennbar sind,

4. diese Blockade so stark sein kann, daß die Zellenerneuerung außer Kontrolle gerät oder die Zelle sogar stirbt.

Die oszilloscopische Messung

So sicher und selbstverständlich die *Erdstrahlen* für den Radiästhesisten sind, die *Wissenschaft* wird sich damit nicht zufrieden geben.

Man geht allmählich aber in bestimmten wissenschaftlichen Kreisen dazu über, Ergebnisse von Radiästhesisten physikalisch zu überprüfen, damit man aus diesen Ergebnissen neue Anregungen bekommt.

Ich habe es mit einem Oszilloscope versucht, und zwar erfolgreich.

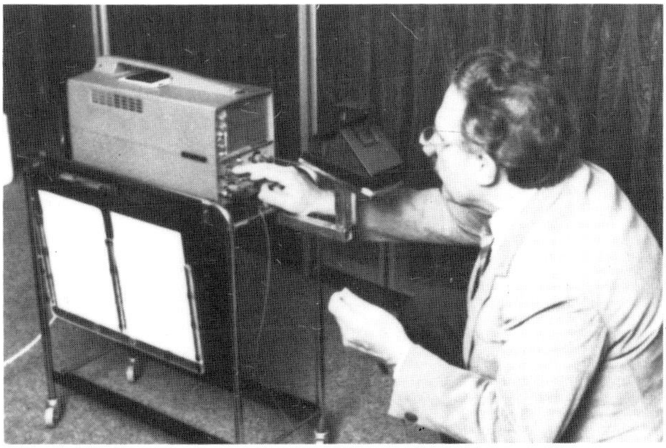

Abb. 14
Oszilloscopische Meßeinrichtung

Ein Oszilloscope ist ein elektronisches Meßgerät, das elektrisch umgesetzte Einflüsse jedweder Art in Form einer Kurve auf einem kleinen Bildschirm festhält. Der Elektronenstrahl sendet eine sichtbare Linie auf die Bildröhre.

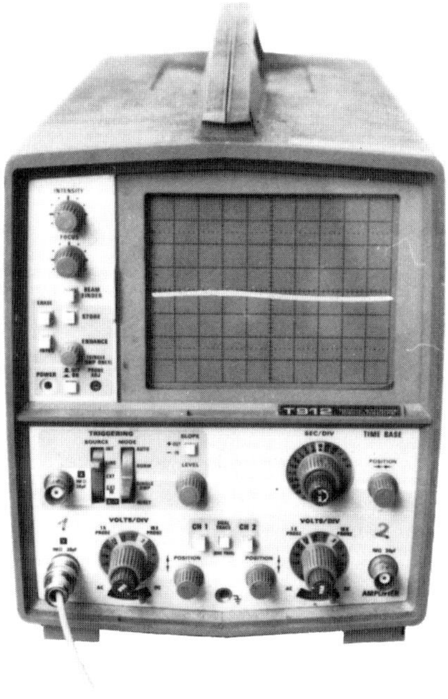

Abb. 15
Oszilloscope ohne Eingabe: die Linie ist gerade

Wenn man durch den Geber des Oszilloscopen einen bestimmten Wert eingibt, so ändert sich diese Linie. Bei harmonischen Impulsen erscheint eine sogenannte Sinuskurve. Wenn die Eingabe nicht harmonisch verläuft, verändert sich die Kurve.

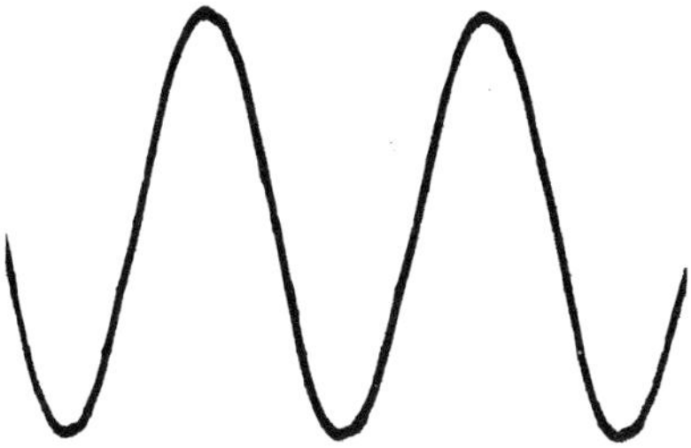

Abb. 16
ungestört

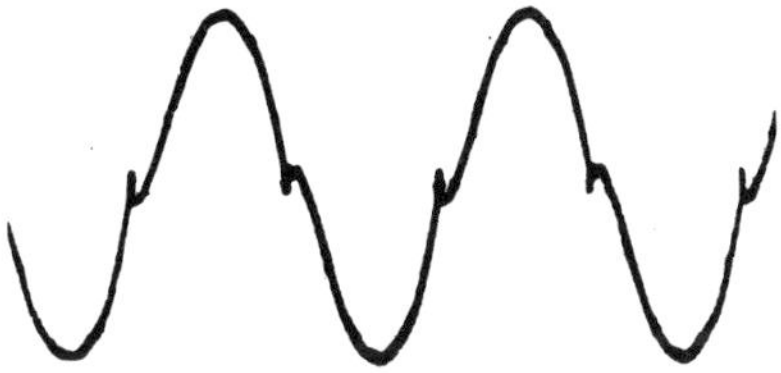

Abb. 17
gestört

Ich habe einen solchen Oszilloscopen verwandt, um zu untersuchen, ob es einen Einfluß der *Erdstrahlen* oder von Dingen unserer Umwelt gibt.

Die zweite Frage war, ob sich diese Einflüsse mit den von Radiästhesisten angezeigten Erscheinungen decken. Was sich bisher nur mit *Pendel* und *Rute* offenbarte, kann jetzt - zumindest in den Ansätzen - physikalisch sichtbar gemacht werden!

Es gibt einen standortbedingten Einfluß und auch einen durch Umweltbedingungen veränderlichen Einfluß. Der Oszilloscope zeigt es klar.

Es ist jetzt auch von Wissenschaftlern nicht mehr zu leugnen, denn der Oszilloscope erfüllt alle Forderungen: Die Messungen lassen sich von jedem wiederholen.

Was geht dabei vor? Ein Oszilloscope besitzt einen Anschluß für einen Geber (vergleichbar mit dem Antennenanschluß an einem Radio). An diesen Anschluß verlegt man ein abgeschirmtes Kabel. Am Ende des Kabels befindet sich irgendeine Fläche, die man anfassen kann, z. B. eine kleine Kugel.

Wir wissen vom Radio her, daß der Mensch ein guter Empfänger ist: Wenn man mit dem Finger an die Antennenbuchse des Radios faßt, wird der Empfang viel besser. Der Mensch ist eine ausgezeichnete Antenne für Radiowellen. Er ist aber auch ein guter Empfänger für *Erdstrahlen* und auch für *elektrische Wellen.* Wenn man ihm das Zuleitungskabel für den Oszilloscopegeber mit Hautkontakt in die Hand gibt, so beschreibt der Oszilloscope unter normalen Bedingungen eine Sinuslinie.

Bewegt sich unsere Testperson durch den Raum, so verändert sich die Kurve ganz deutlich: Während sie auf Minuspunkten wieder zur Geraden wird, steigt sie auf Pluspunkten so stark an, daß die Kurve nur noch als vertikale Gerade erscheint. Unter besonderen Umständen wird die Sinuskurve vollkommen verzerrt. So bekommt sie z. B. beim Einschalten von Leuchtstofflampen immer Zacken.

Vor einem Bildschirm steigt die Kurve sehr stark an und verliert sich mit steigendem Abstand vom Gerät.

Was kann man sonst noch mit RAYOTEST messen?

Nicht nur lebende Materie sendet Wellen aus, die man mit RAYOTEST messen kann, sondern auch Steine und Medikamente.

Auch Lebensmittel strahlen – je frischer, desto mehr. Mit der Zeit, und zwar unterschiedlich lange verliert sich die Strahlung. Bei faulen Früchten ist die Strahlkraft gering oder geht ganz verloren.

Wasser behält sie im durchsichtigen Glas wochenlang. Da in den Lebensmitteln viel Wasser ist, bleibt die Strahlkraft der Lebensmittel zumindest so lange erhalten wie die des Wassers.

Biologische Nahrung hat einen gesundheitsfördernden Wert. Sie strahlt stärker als künstlich gedüngte. Diese Nahrungsmittel besitzen eine Energieform, die wir physikalisch noch nicht messen können. Es ist dieselbe Energie, mit der unser Körper gesteuert wird.

Die Ausstrahlung aller Lebensmittel kann man mit dem *Pendel* oder RAYOTEST messen: Große Rechtskreise bedeuten, daß es sich hierbei um ein biologisch stark wirksames Mittel handelt.

Diese *Energie* bleibt auch nach dem Genuß erhalten (Gesetz von der Erhaltung der Energie) und wirkt als *Energiespender* im Körper weiter. Auf kranke und gesunde Menschen wirkt diese Kraft belebend. Die Widerstandskraft wird erhöht.

Außerdem haben Pflanzen ihre spezifischen Wellen, die sich ebenfalls im Resonanzverfahren messen lassen.

Rosenkohl sendet z. B. auf 8 verschiedenen Wellen: 5 - 18 - 36 - 42 - 69 - 84 - 91 - 97. Falls *Blockaden* in diesem Wellenbereich vorliegen, werden sie beim häufigen Genuß von Rosenkohl positiv beeinflußt.

Heilpflanzen haben ihre Heilwirkung dadurch, daß die von ihnen gesendeten Wellen genau mit den Wellenlängen des Steuerstromes bestimmter Organe, die blockiert sind, übereinstimmen.

Ein sehr wirksames Heilmittel gegen *Entzündungen* wird z. B. aus der *Echinacea angust* gewonnen. Diese Pflanze besitzt 15 verschiedene Wellen: 5 - 7 - 28 - 33 - 34 - 35 - 36 - 37 - 38 - 39 - 52 - 59 - 62 - 65 - 75 - 86. Viele dieser Wellen liegen genau auf den Wellen von Gehirndrüsen.

Vielleicht könnte die Resonanzmethode helfen, die Wirksamkeit von Naturheilmitteln zu erforschen, indem man alle Pflanzen auf ihre Resonanzfrequenzen untersucht und diese dann mit den Steuerfrequenzen der Organe vergleicht.

Eine sehr interessante Beobachtung konnte ich bei der Untersuchung von Eiern machen: Wenn man Eier mit einem *Pendel* oder besser mit *RAYOTEST* testet, so findet man zwei verschiedene Pendelfiguren:

1. Bei bestimmten Eiern beschreibt *RAYOTEST* einen Rechtskreis. Daraus schlüpfen Hähne.

Bei anderen Eiern beschreibt *RAYOTEST* eine Schrägellipse oder einen Schrägstrich.
Daraus schlüpfen Hennen.

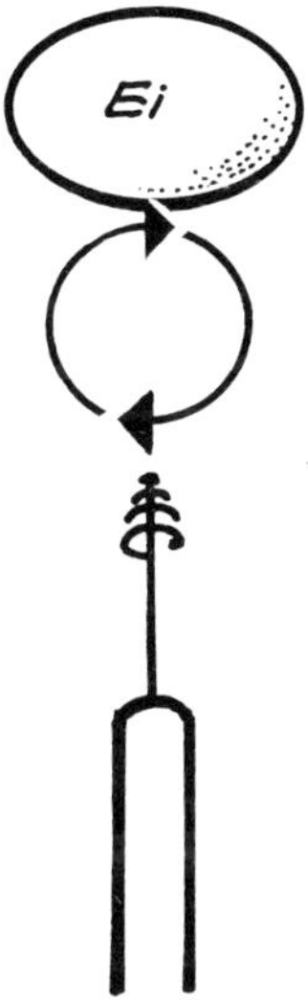

Abb. 18
Hähne

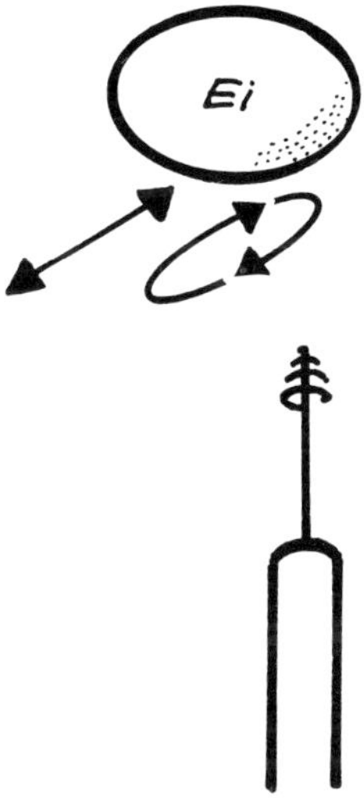

Abb. 19
Hennen

2. Der Kreis, die Ellipse oder der Ausschlag ist unterschiedlich groß. Bei freilaufenden Hühnern ist er erheblich größer als bei Batteriehühnern. Je größer der *Pendelausschlag,* desto mehr *Bio-Energie* besitzen die Eier.

Wenn man ein stark strahlendes Ei einem Kranken in die Empfängerhand legt, so kann man mit *RAYOTEST* vor dem Kopf sofort eine stärkere Rechtsrotation beobachten, d. h. es fördert seine *Lebenskraft.*

Die Erkenntnis daraus könnte heißen:
Kranke sollten sich biologische Eier - möglichst mit Kreisrotation - in die **Empfängerhand** legen, um schneller zu gesunden - **Männer in die linke Hand, Frauen in die rechte Hand.**

Aber auch Farben senden Wellen aus, die für Heilzwecke eingesetzt werden können. Edelsteine, Halbedelsteine und Mineralien, die ich durchgemessen habe, senden ebenfalls Wellen aus.

Es gibt in Indien Menschen, die mit Steinen heilen können. Das geht so vor sich: Bei einer bestimmten Krankheit fehlt im Gesundheitsspektrum eine oder mehrere Welle(n), die blockiert ist (sind). Die Steine senden eine solche Welle aus und können so helfen.

Vergleicht man die Wellen der Krankheiten mit denen der Steine, so kann man erkennen, welcher Stein für welche Krankheit gut ist, bzw. welcher Stein welche Drüse oder welches Organ anregt.

Man kann die Wirksamkeit mit RAYOTEST erkennen: Wenn man den Stein in der Empfängerhand hält oder an der Brust trägt, kreist der RAYOTEST-Antennenkorb vor der Stirn rechtsherum größer, d. h. es hat sich gebessert.

Das Ausmessen von Medikamenten

Man kann auf diese Weise aber auch die hohe Strahlwirkung homöopathischer Mittel demonstrieren.

Auch die Schwingungen von Wasser, Alkohol und Zukker lassen sich im Resonanzverfahren mit SANOTRON ermitteln. Zum Heilen wird hauptsächlich die Welle benötigt, auf der das jeweilige Organ gesteuert wird.

Wenn man ein Medikament vor den SANOTRON stellt und dann die Kanäle langsam durchfährt, beginnt RAYOTEST plötzlich stark zu schwingen. Bei einigen Medikamenten kann man 10-20 Resonanzen beobachten. So lassen sich die Wellen jeder Medizin feststellen. Da auch jede Krankheit (Blockaden) auf einer oder mehreren Welle(n) sendet(n), kann man aus der Welle schließen, für welche Krankheit ein Medikament wirksam ist, wenn ihre Resonanzwerte (Wellen) übereinstimmen.

Auch die **Stärke der Wirkung** eines Medikaments läßt sich an der Größe des Ausschlags von RAYOTEST (Intensität) erkennen: Je stärker der Ausschlag von RAYOTEST, desto größer ist die Wirkung. Es gibt auch Medikamente, die eine besonders starke Welle und zusätzlich noch weitere Wellen aussenden. Dann haben sie einen breiten Wirkungsbereich. Wenn ein Medikament zu alt wird, verliert es seine Strahlkraft und damit seine Wirksamkeit. Weshalb sonst werden die chemischen Präparate nach einer bestimmten Zeit weggeworfen, obwohl sie sich, gut verpackt, chemisch nicht verändern können?

Daß die chemische Zusammensetzung nicht alles bedeutet, beweist überzeugend der Vergleich zwischen einem Menschen 10 Minuten vor und 10 Minuten nach dem Tod. Chemisch gesehen ist er ganz genau gleich. Doch wird wohl niemand ernsthaft bestreiten, daß da ein Unterschied besteht.

Der Unterschied besteht in der Lebenskraft, die in uns fließt.

Die 3 Lebenskreisläufe

Die Frage, was Leben eigentlich ist, beschäftigt die Menschheit seit undenklichen Zeiten. Noch niemand konnte eine schlüssige Antwort darauf geben. Vielleicht hilft unser Mosaik, dieses Geheimnis ein wenig durchschaubarer zu machen. Zunächst müssen wir erkennen, daß in uns eine Lebenskraft fließt. Man kann sie mit RAYOTEST sichtbar machen:

Es gibt im Körper 3 Hauptkreisläufe:

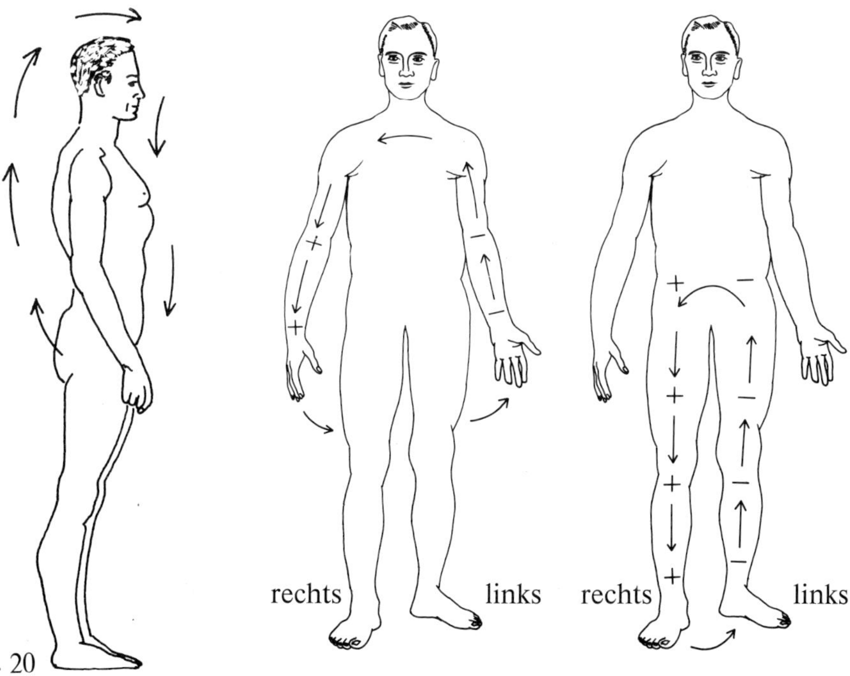

Abb. 20

den Kopfkreislauf, *den Armkreislauf,* *den Beinkreislauf*

Diese fließen bei der Frau genau entgegengesetzt der Pfeilrichtung. Das muß man immer beachten.

Der interessanteste ist für uns immer der Armkreislauf, weil er wie ein Hufeisenmagnet offen ist und für viele Messungen benötigt wird.

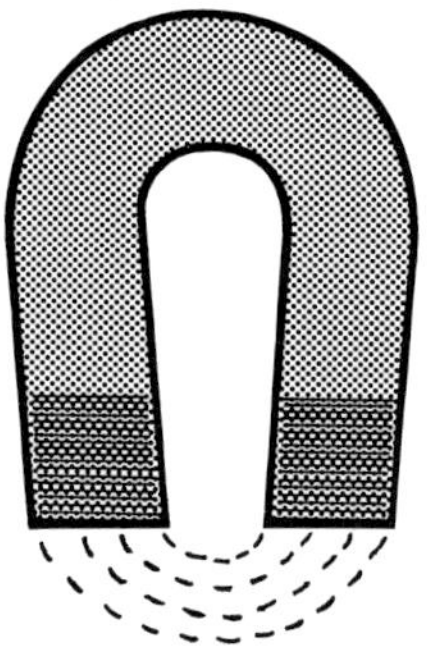

Abb. 21
Der Armkreislauf ist wie ein Hufeisenmagnet offen

Die Bio-Energie und die Stärke der Lebenskraft werden mit RAYOTEST oder einem Pendel gemessen.

Dabei geht man folgendermaßen vor:

Zunächst hält man RAYOTEST zwischen die parallel gehaltenen Hände und wartet einige Sekunden bis sich die Pendelbewegung maximal eingespielt hat. Dann spreizt man langsam die Hände immer mehr auseinander. Der Pendelweg wird immer kürzer. In einer bestimmten Entfernung reißt die Pendelbewegung ganz ab. Diese Entfernung kann man mit einem Maßband messen. Bei gesunden, kräftigen Menschen sind das fast zwei Meter – es läuft noch bei voll ausgestreckten Armen. Auf diese Weise kann man den stärkenden oder schwächenden Einfluß von Krankheiten, Heilmitteln oder anderen Umwelteinflüssen auf einfachste Art messen.

Als typisches Beispiel sei hier die Wirkung von metallenen Armbändern (Armbanduhren) und Halsketten genannt.

Man erkennt, daß die Lebenskraft durch ein einziges geschlossenes Armband so stark blockiert wird, daß der Pendelausschlag nur noch halb so groß ist. Darauf gehe ich noch in dem Kapitel *Die großen Krankmacher* näher ein.

Wenn man einen Pendel benutzt, kann man erkennen, daß die Pendellinie bei Männern zwischen der Handwurzel der rechten Hand und den Fingerspitzen der linken Hand am größten ist. Man kann daraus schließen, daß beim Mann die Bio-Energie aus der rechten Handwurzel austritt und durch die Fingerspitzen der linken Hand wieder in den Körper eintritt. Bei Frauen ist das genau umgekehrt, d. h. der Pendel schlägt zu den Fingerspitzen der

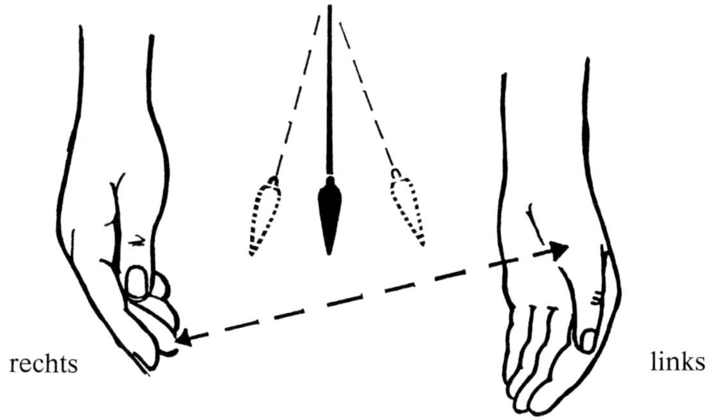

Abb. b. *Pendellinie zwischen Frauenhänden*

rechten Hand hin. Dieselbe Erscheinung kann man zwischen den Füßen messen: Bei Männern schlägt der Pendel von der Hacke des rechten Fußes zu den Zehen des linken Fußes - bei Frauen umgekehrt.

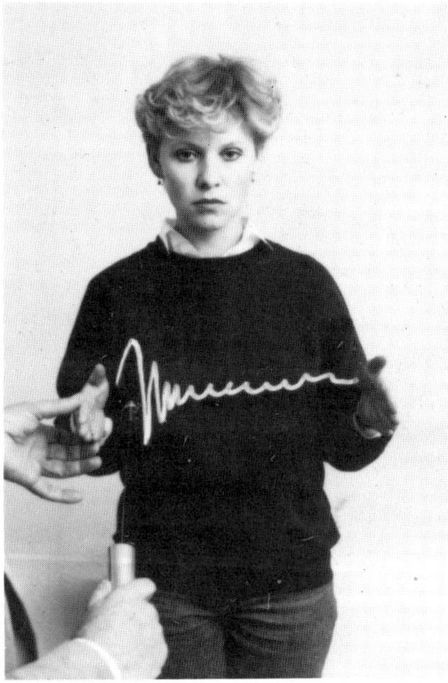

Abb. 22
zu viel Elotismus bei einer Frau

Die Biokraft soll ein ausgeglichenes elo-magetisches Verhältnis besitzen. Das wird folgendermaßen gemessen: Man versetzt RAYOTEST in eine leichte Vertikalbewegung und fährt langsam von einer Hand zur anderen. An irgendeiner Stelle beginnt RAYOTEST stark **auf und ab** zu schwingen. Das ist bei gesunden Menschen in der Mitte zwischen den beiden Händen. Falls es außerhalb der Mitte ist, kann man erkennen, daß ein Ungleichgewicht besteht, entweder zu wenig Elotismus oder zu wenig Magnetismus (Föhnwirkung).

Wenn man in die **Empfängerhand,** das ist bei Männern die **linke Hand** und bei Frauen die **rechte Hand,** ein Medikament mit einer geeigneten Schwingung legt, so geht diese

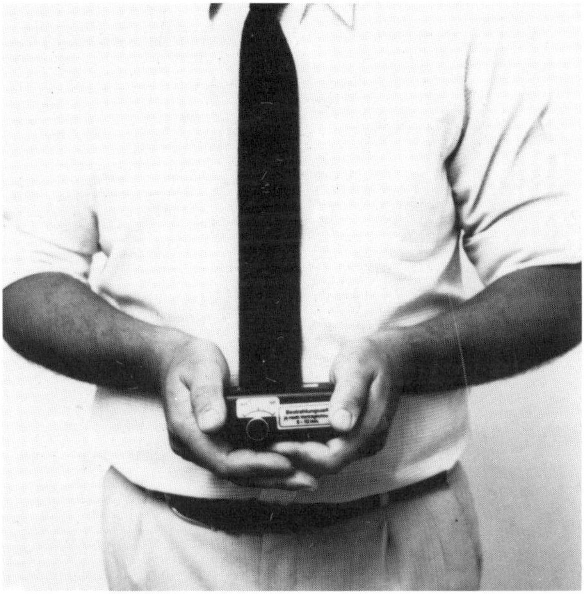

Abb. 23

Welle in den Kreislauf, und zwar in alle 3 Kreisläufe. So kann man auch einen Biosender, z. B. BIOTRON, mit dem Strahlenaustritt gegen die Empfängerhand halten und so den Bio-Energiefluß anregen und verstärken (Abb. 23).

Das erfrischt und stärkt die Widerstandskraft.

Mit dem SANOTRON kann man für alle Blockaden die spezielle Wellenlänge wählen und in den Körper einstrahlen.

SANOTRON ist die Weiterentwicklung von BIOTRON.

SANOTRON sendet reine kosmische Energie in den Körper, und zwar auf einer beliebig einstellbaren Welle. So wie bestimmte Radiosender auf bestimmten Wellenlängen zu hören sind, haben unsere Organe, Zellen und Drüsen bei einer Krankheit auf ganz bestimmten Wellen Blockaden.

Wenn man SANOTRON auf diese betreffende Welle (Kanal) einstellt - eine entsprechende Liste gehört zum Gerät - so kann man die Blockaden auflösen.

Diese Wirkung ist verblüffend gut.

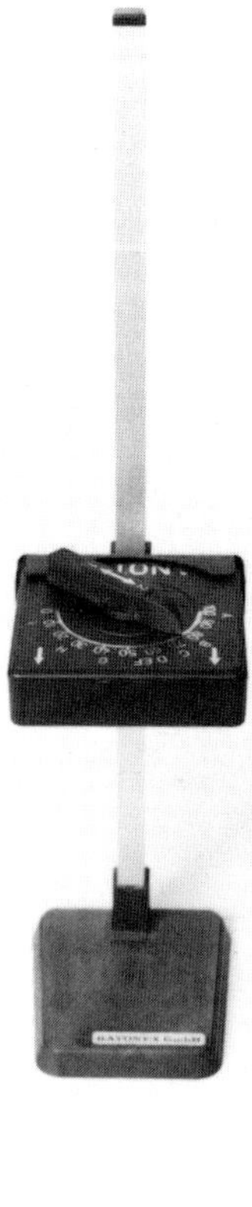

Abb. 24

Interferenzsender SANOTRON mit Stativ

Vergleichbar mit einem Drehkondensator im Radio, wo jede Stellung eine andere Welle erzeugt, sendet *SANOTRON* in jeder Winkelstellung von Stäben eine bestimmte Welle aus (Patent angemeldet).

Eine Kraftquelle ist nicht erforderlich. *SANOTRON* besitzt deshalb keine Batterie und hat eine unbegrenzte Haltbarkeit.

SANOTRON sendet immer dann - und nur dann - wenn in der Bewellungsrichtung ein Gegenpol ist und entwikkelt dann sehr starke Kräfte, die den RAYOTEST manchmal so stark zum Schwingen bringen können, daß man glaubt, der Federdraht würde abbrechen.

So ist auch die Wirkung beim Löschen von Blockaden. Wenn die Blockade groß ist, entsteht ein starkes Feld, und dann sendet SANOTRON stark. Man erkennt es am Ausschlag von RAYOTEST.

Mit der Zeit, grundsätzlich ca. 30 Minuten, bei Kopfdrüsen ca. 1½ Stunden) läßt die Pendelbewegung nach. Wenn die Blockade aufgehoben ist, bleibt RAYOTEST stehen, d. h. SANOTRON sendet nicht mehr. So wird eine Überwellung automatisch vermieden.

Wenn man *SANOTRON* senkrecht stellt, ist die Wirkung aufgehoben. Das empfiehlt sich z. B., wenn das Gerät nicht gebraucht wird.

Amulette

Aus den Erfahrungen mit dem kosmischen Interferenzsender SANOTRON läßt sich folgendes schließen:

Alle Organe und deren Funktionen werden mit kosmischer Lebensenergie auf spezifischen Wellen gesteuert.

Diese Wellen sind bei allen Menschen, aber auch bei Tieren, gleich. Bei allen Krankheiten ist im Kopf eine ganz bestimmte Steuerleitung blockiert.

Diese blockierte Leitung läßt sich mit RAYOTEST auffinden. Noch genauer ist die Meßmethode aus einer Kombination von SANOTRON und RAYOTEST, wodurch sich alle Blockaden finden lassen. Es läßt sich auch feststellen, ob die Blockaden positiv oder negativ sind.

Durch Heilmittel aller Art wird eine Ersatzwelle für die ausgefallene Welle in den Körper gegeben und dadurch der Steuerstrom wieder zeitweilig sichergestellt.

Diese Wirkung läßt sich auch durch den SANOTRON-Sender erzielen, wenn die richtige Welle bekannt ist.

Die erforderliche Welle ist aus einer Tabelle ersichtlich, die nach der eben erwähnten Meßmethode aufgestellt wurde, und die viele Organe und Krankheiten enthält.

Eine Kleinausgabe von SANOTRON ist das Amulett »RAYOSUN«. Es sendet ebenfalls ohne Batterie eine ganz bestimmte Wellenlänge in den Körper und fördert die Steuerung, jedoch nur auf einer fest eingestellten Welle. Deshalb muß bei der Bestellung die Krankheit oder Welle angegeben werden. RAYOSUN sendet nur positive Wellen und kann deshalb auch nur bei positiv polarisierten Krankheiten helfen. Es gibt jedoch eine Reihe von negativ polarisierten Krankheiten, die nur auf negative Wellen ansprechen.

Für diese Krankheiten habe ich den Kleinsender RAYOSTAR in Form von Armbanduhren entwickelt, die an der Empfängerhand getragen werden und dann eine positive Welle senden. An der Spenderhand senden sie eine negative Welle. Sie sind für Damen und Herren mit unterschiedlich breiten Lederbändern lieferbar. Bei der Bestellung muß die Krankheit bzw. die Welle angegeben werden.

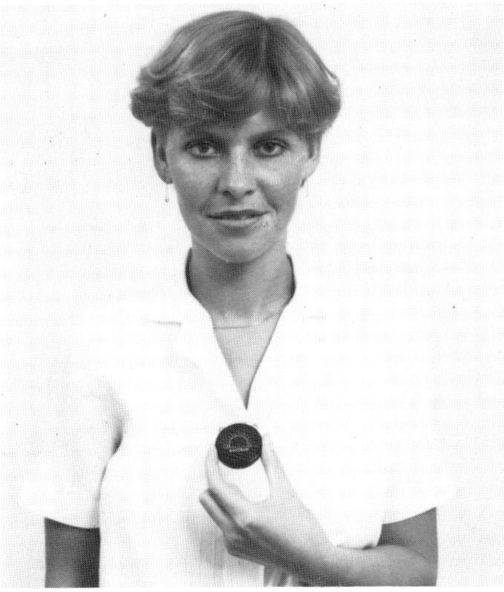

Abb. 25
RAYOSUN-Amulett als Halsband

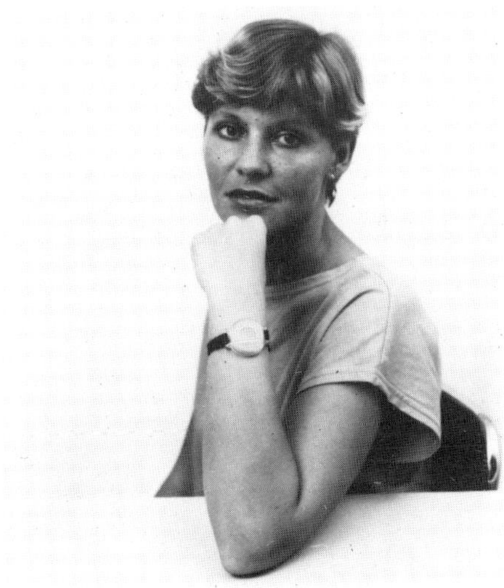

Abb. 26
RAYOSTAR als Armband

Woher beziehen wir unsere Lebenskraft?

Die Träger der Lebenskraft oder Bio-Energie nenne ich *Loads.* Sie schwingen als Wellen zwischen Kosmos und Erde. Normal ist die kosmische Welle von oben magetisch, die terrestrische von unten ist elotisch. Bei bestimmten Witterungsverhältnissen schlägt es ins Gegenteil um und wirkt lästig (z. B. bei Föhn).

Wir haben in uns Empfänger dieser Energie, die in Indien *Chakras* genannt werden. Sie lassen sich mit RAYOTEST auf den Zentimeter genau feststellen.

Die 7 Hauptchakras sind:

❶ Scheitelchakra
❷ Stirnchakra
❸ Halschakra
❹ Herzchakra
❺ Milzchakra
❻ Nabelchakra
❼ Wurzelchakra

Die Chakras empfangen diese Energie und formen sie so um, wie sie für die Steuerung des Körpers benötigt wird. Die Bio-Energie wird auf verschiedenen Wellen zu den einzelnen Organen und Zellen geleitet. Der Bio-Energiefluß oder Steuerstrom erfolgt in dem sogenannten **Energiekörper.** Hierüber später mehr.

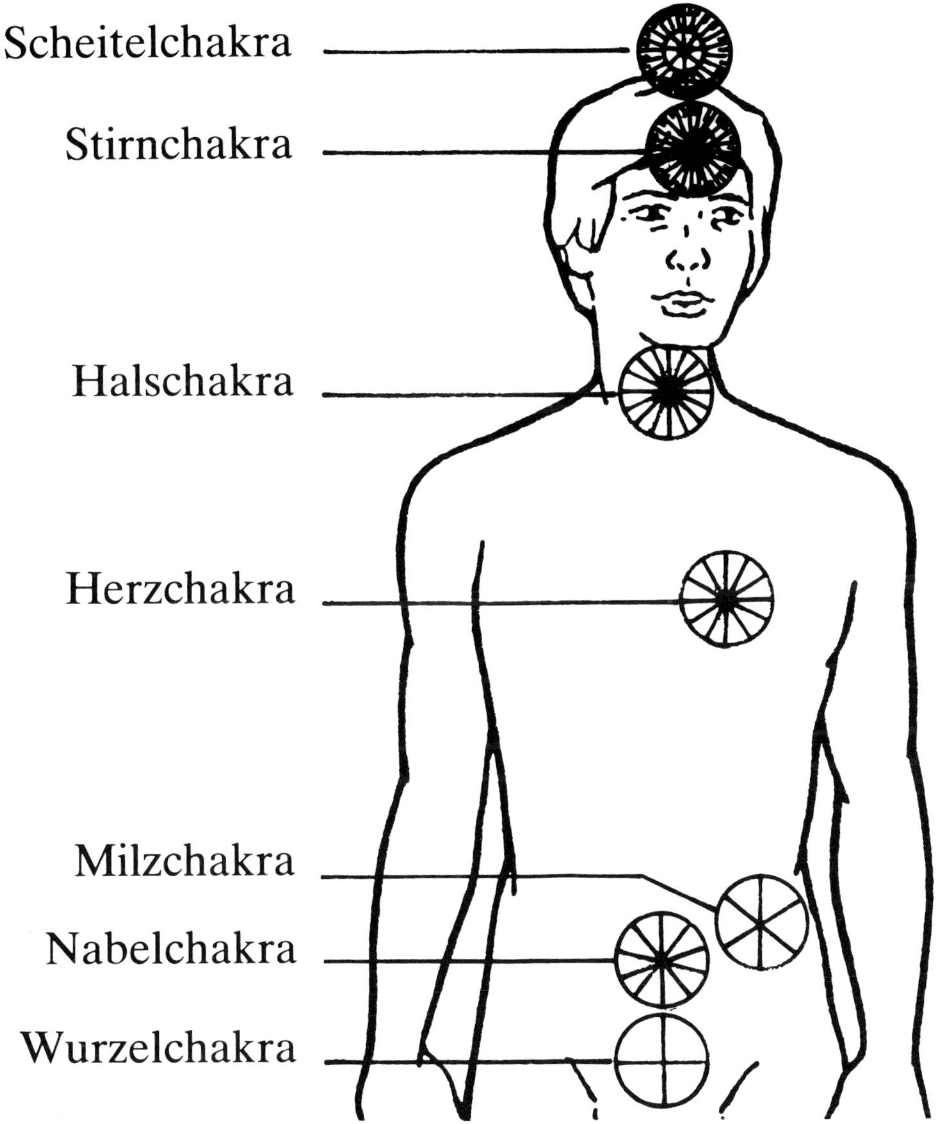
Scheitelchakra
Stirnchakra
Halschakra
Herzchakra
Milzchakra
Nabelchakra
Wurzelchakra

Abb. 27

Die Bio-Energie

Nachdem wir gesehen haben, daß es eine Lebenskraft (Bio-Energie) gibt, die durch die Chakras empfangen wird und mit verschiedenen Wellen im Körper durch den Energiekörper fließt, wollen wir einmal fragen, was man über diese Energie schon sagen kann.

Ich kann hier nur die wichtigsten Eigenschaften erläutern, die in diesem Zusammenhang von Bedeutung sind. Diese Energieform ist wie das Tageslicht ein Gemisch von verschiedenen Wellenlängen. So wie sich das Tageslicht aus den Regenbogenfarben rot, gelb und blau zusammensetzt, was nur dann ein weißes Licht ergibt, wenn alle Farbtöne ungestört zusammenspielen, so besitzt die Bio-Energie ebenfalls ein Spektrum, jedoch von einer ganz anderen Energieform.

Diese Lebensenergie enthält Wellen unterschiedlicher Längen. Die Wellen verlaufen sinusförmig und beschreiben in dem einen Bauch eine linksdrehende Bahn (physikalisch **Linksspin** genannt) und in dem anderen Bauch eine rechtsdrehende Bahn **(Rechtsspin).** In jeder Wellenlänge befinden sich Wellen von kürzerer Wellenlänge, die stufenlos ineinander übergehen (Abb. 12 Seite 36). Die Lebenskraft setzt sich also aus einem Gemisch aller dieser verschiedenen Bio-Energiewellen zusammen. Wenn das Verhältnis ausgeglichen ist, fühlen wir uns wohl.

Grafisch könnte das Bio-Energiespektrum mit Blockaden so aussehen:

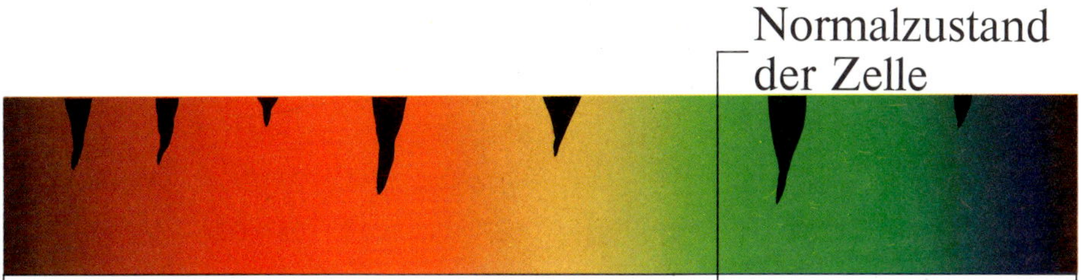

Spannung 0	etwa –80 mV
pH-Wert 0	ca. 7,4 pH 14
Temperatur warm lau	kalt

Abb. 28

Eigenartigerweise liegt das optimale Verhältnis nicht in der Mitte (im Gelb-Bereich), sondern etwas zum elotischen, d. h. im Grün-Bereich. Deshalb wirkt sich die Farbe *grün* wohltuend auf uns aus.

Wenn die Energie einen **Linksspin** besitzt, ist sie **elotisch.** Das entspricht der **Farbe blau,** ist **chemisch** betrachtet **alkalisch** und ist **temperaturmäßig kalt.**

Wenn die **Farbe** einen **Rechtsspin** besitzt, ist sie **magetisch,** entspricht der **Farbe rot,** ist **chemisch** gesehen **sauer** und **temperaturmäßig warm.**

Das Spektrum hat an mehreren Stellen mehr oder weniger starke Einbrüche (physikalisch würde man von Löschungen sprechen). Dadurch kann die Bio-Energie bestimmte Wellen nicht mehr senden. Es besteht eine Blockade. Die Energie staut sich und signalisiert dem Gehirn Schmerzen. Die Organe bzw. Zellen, die auf dieser Wellenlänge gesteuert werden, erkranken. Je nachdem welche Welle fehlt, entstehen unterschiedliche Krankheitsbilder.

Die Bio-Energie umfaßt verschiedene Eigenschaften:

1. das Kraftverhältnis
2. die Temperatur
3. die Farbe
4. den chemischen Wert
5. den Wellenspin

Dabei entspricht:

Rechtsspin =	magetisch	Linksspin =	elotisch
	rot		blau
	warm		kalt
	sauer		alkalisch,

Wenn jemand z. B. durch Frost zuviel Elotismus besitzt, kann man ihm Magetismus zuführen, indem man ihm einen roten Gegenstand in die Empfängerhand gibt oder ihn mit Rotlicht bestrahlt, indem man ihn erwärmt oder ihm magetische Nahrung gibt, wie z. B. Alkohol, Kaffee, Fett, Fleisch oder ihn in magetische Kleidung (Wolle) hüllt usw..

Auch Helligkeit, laute Geräusche und physischer (möglicherweise auch psychischer Druck) wirken magetisch.

Wenn der Körper zu stark magetisch ist, wird die Gesundheitswelle der Aura mehr oder weniger stark polarisiert und neigt sich dann nach rechts.

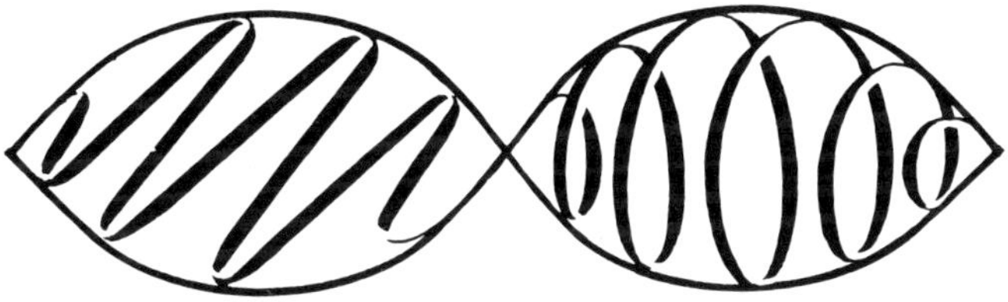

Abb. 29 *polarisierte Welle*

Zellen, die mit polarisierten Wellen versorgt werden, arbeiten nicht richtig.

Man muß sich vorstellen, daß der Körper wie ein Brennkraftmotor arbeitet - nicht wie ein Dieselmotor, der keine Fremdzündung braucht, sondern wie ein Ottomotor. Im Vergaser des Ottomotors werden Brennstoff und Sauerstoff zusammengebracht. Der Motor kommt jedoch erst durch die Zündung zum Laufen. Wenn man die Zündung abstellt, bleibt der Motor stehen. Ist die Zündung schlecht, hat der Motor keine gute Leistung. So wie es bei der Automotorzündung auf verschiedene Dinge ankommt, ob genügend Zündenergie vorhanden ist, ob der Verteiler richtig steuert, ob die Spannung ausreichend ist und ob die Zündkerzen in Ordnung sind, so gibt es im Leben auch verschiedene Faktoren, die sich positiv oder negativ auf den Bio-Energiefluß auswirken können.

Allerdings erfolgt die Steuerung nicht mit Hilfe des Zündfunkens, sondern jede einzelne Zelle wird durch den Energiekörper jederzeit mit Informationen gefüttert, wie sie chemisch reagieren soll und auch wie sie sich erneuern soll. Je mehr Steuerung ausfällt, desto unkontrollierter arbeiten die Zellen, wodurch sie im physischen Körper krankhafte Zustände verursachen.

Wenn z. B. die Nieren oder die Leber nicht richtig arbeiten, bleiben Giftstoffe im Körper zurück, die normalerweise ausgeschieden würden. Sie setzen sich in den Muskeln, Gelenken oder Knochen ab. So entstehen Rheuma, Gicht.

Die kosmo-terrestrischen Wellen

Üblicherweise spricht man von *Erdstrahlen.* Das kommt daher, daß man physikalisch *Strahlen* als Einschläge im Geigerzähler oder im Szintillationsmeßgerät messen kann.

Die **eigentlichen *Erdstrahlen*** sind jedoch in Wirklichkeit **elo-magetische Wellen.** Bei Erdverwerfungen treten sie verstärkt, Strahlen und Wellen gemeinsam auf. Man konnte jedoch bisher nur die **Strahlen** messen. Der wirksamere Teil sind jedoch die Wellen.

Es besteht ein Unterschied zwischen den waagerecht verlaufenden Wellen und den senkrecht verlaufenden kosmo-terrestrischen Wellen.

Betrachten wir zunächst einmal die waagerechten Wellen: Diese Wellen umspannen in der horizontalen Ebene die ganze Erdoberfläche in dem sogenannten Globalnetzgitter von Nord (+) nach Süd (-) und von Ost (+) nach West (-).

Die nord-südlichen Wellen haben eine Länge von 40 cm. Die ost-westlichen Wellen haben dagegen eine Länge von 60 cm.

Dieses Gitter hat in unseren Breitengraden einen seitlichen Abstand von ca. 2 m und einen Höhenabstand von ca. 2,5 m. An den Kreuzungspunkten, wo sich diese

Strahlen schneiden, entstehen linksdrehende Tiefpunkte und rechtsdrehende Hochpunkte. Die Rotation kann man mit einem Pendel oder einer Rute beobachten.

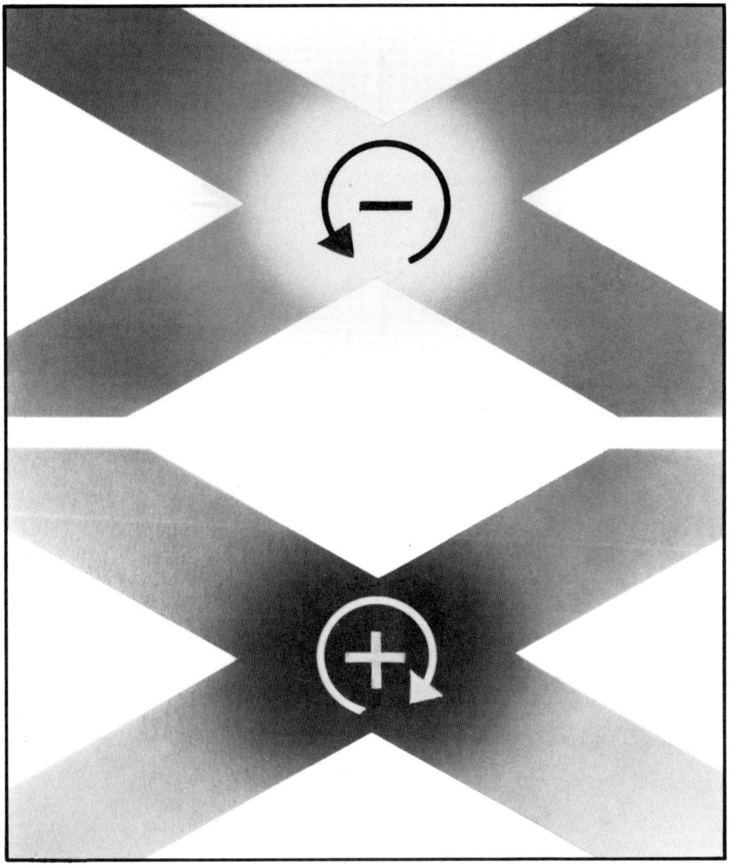

Abb. 30
Diagonal- oder Currynetzgitter

Wenn der Pendel auf ein Globalnetzgitter, ein Diagonalnetzgitter oder auch auf Wasserläufe trifft, schlägt er seitlich aus und zeigt dabei den Verlauf des Kraftfeldes an.

Beim Kraftfluß beginnt der Pendel plötzlich zu kreisen, und zwar dann, wenn er auf einen Kreuzungspunkt trifft.

Dabei wechselt die Drehrichtung von Punkt zu Punkt, einmal linksherum, dann rechtsherum. In der Wirkung besteht daher ein großer Unterschied. Wenn man z. B. auf einem linksdrehenden Kreuzungspunkt liegt, kann man sogar unter einer dicken Decke frieren, während man über einer rechtsdrehenden Kreuzung schwitzen kann. Das hängt allerdings auch davon ab, wie strahlenfühlig die jeweilige Person ist.

Auf **linksrotierenden Kreuzungen** wurde häufig **Bluttiefdruck** festgestellt, bei **Rechtsrotation** dagegen wurde häufig **Bluthochdruck** festgestellt.

Ein ähnliches Gitternetz, etwa in gleichem Abstand, überzieht die Erdoberfläche - allerdings diagonal (Abb. 30). Man nennt es das **Diagonal- oder Currynetzgitter.**

Es gibt sodann noch **Wellenkonzentrationen über unterirdischen Wasserläufen,** die bis zu 100 m tief verlaufen können und die Wellen bündeln. Auch über Höhlen und Erdverwerfungen entstehen sogenannte **Reizstreifen** oder **geopathogene Zonen.** Dabei werden die Wellen bestimmter Wellenlängen polarisiert und konzentriert, etwa vergleichbar, als wenn man Sonnenstrahlen mit einem Brennglas konzentriert. Wo die Wellenkonzentrationen aufeinanderfallen, addieren sie sich und wirken gesundheitsschädlich, indem die polarisierte kosmische Welle die Steuerwelle gleicher Wellenlänge überlagert und diese dann auch polarisiert wird. Das merkt man am stärksten im Bett, weil man dort längere Zeit in der gleichen Lage verweilt. Normalerweise müßte man doch müde ins

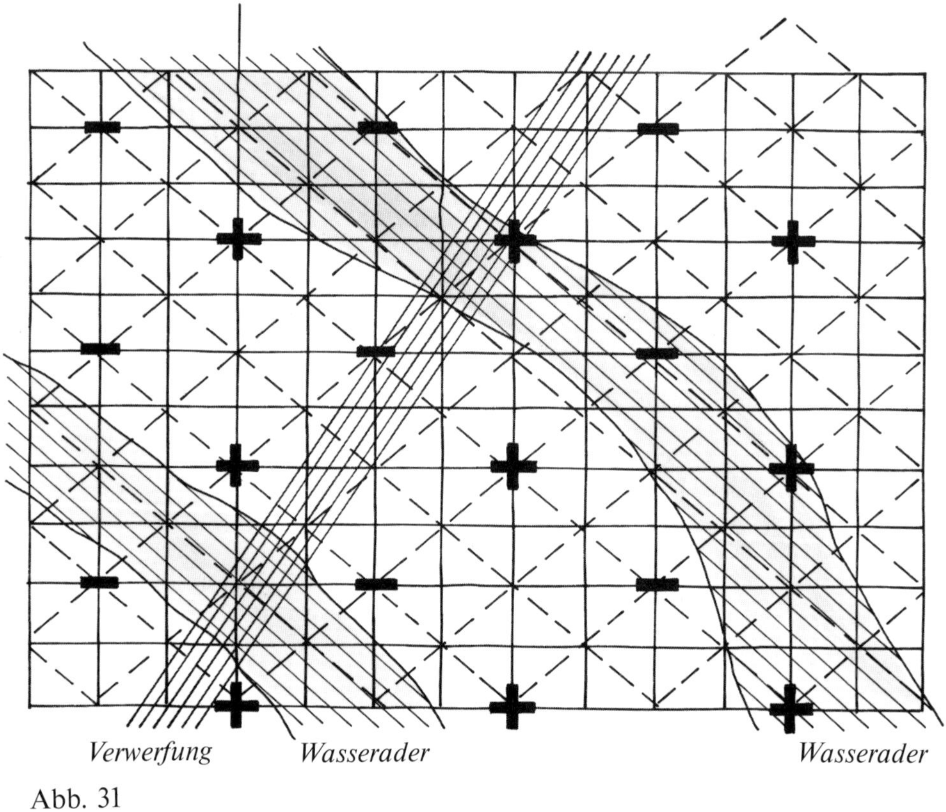

Abb. 31

Verschiedene Wellengitternetze mit Wasseradern und Erdverwerfungen

Bett gehen und dann ausgeruht aufwachen. Auf Konzentrationen von kosmo-terrestrischen Wellen ist es jedoch genau umgekehrt. Der Schlaf wird zur Qual. Schmerzen stellen sich ein und werden immer schlimmer. Das ist ein sicheres Indiz für das Vorhandensein von Erdstrahlen.

Durch die Aufstellung von Entstörgeräten lassen sich diese in vielen Fällen wirksam **beseitigen.**

Geräte werden von der Firma RAYONEX in 4 verschiedenen Größen angeboten (siehe Kapitel über Entstörgeräte).

Man hat bereits im vorigen Jahrhundert beobachtet, daß die gefürchtete Krebskrankheit immer auf *Erdstrahlenkonzentrationen* zu beobachten war.

1929 brachte Freiherr von Pohl in Vilsbiburg unter amtlicher Aufsicht den klassischen Beweis, daß alle aufgetretenen Krebsfälle auf Erdstrahlenkonzentrationen lagen. Daraufhin hat Med.-Rat Dr. Hager in Stettin über 5 000 bekannte Krebsfälle von Rutengängern überprüfen lassen und die Aussage hundertprozentig bestätigt: **Starke Erdstrahlenkonzentrationen scheinen für Krebs mitverantwortlich zu sein.**

Auch in der letzten Zeit wurden diese Ergebnisse von Pechler und anderen wieder bestätigt. In Österreich forscht Käthe Bachler seit mehr als 30 Jahren und hat ihre Kenntnisse in dem Buch »Erfahrungen einer Rutengängerin« niedergelegt.

Der Wiener Architekt Paul Artmann geht dem Phänomen mit wissenschaftlicher Akribie seit mehr als 50 Jahren nach. Er wird seine gesammelten Erfahrungen bald veröffentlichen.

Sie alle bestätigen, **daß Krebs auftreten kann, wenn über einem Wasserkreuz zusätzlich zumindest ein Globalgitterkreuz oder ein Currykreuz ist.**

Der Energiekörper

Schon 1935 machte der kanadische Prof. S. Burr von der Yale Universität auf die Existenz eines Energiekörpers aufmerksam.

Da noch niemand den Energiekörper gesehen hat und er deshalb auch nicht wissenschaftlich faßbar ist, wurde er bisher von der Wissenschaft nicht beachtet. Es gibt bestimmte unerklärliche Phänomene, wie z. B. den Phantomschmerz, wenn jemand Schmerzen an amputierten Gliedmaßen spürt. Das wird mit dem Begriff des Energiekörpers verständlich, weil der Energiekörper nach der Amputation erhalten bleibt und funktioniert, obwohl der physische Körper nicht mehr vorhanden ist.

Auch die Frage, wie der Körper in der Lage ist, bei Verletzungen und Operationen sich selbst wieder in den alten Zustand zu bringen, wofür es bisher keine plausible Erklärung gab, läßt sich mit der Existenz des Energiekörpers beantworten: Er hat genau die gleiche Form wie der physische Körper und bleibt bei Verletzungen unversehrt. Die Zellen bekommen durch den Energiekörper nach wie vor auch an den Stellen, die physisch nicht mehr vorhanden sind, Steuerimpulse, wie sie zu arbeiten und sich zu erneuern haben.

Weil der Energiekörper als *Baumodell* unversehrt bleibt, kann die Wunde einwandfrei ausheilen.

Dem Russen *Kirlian* gelang es vor ca. 40 Jahren mit einer sogenannten *Kirlian-Fotografie,* den **Energiekörper zu fotografieren.** Diese **wunderbare Entdeckung** ging folgendermaßen vor sich:

Kirlian hatte beobachtet, daß z. B. die Hände und Füße eine farbige Strahlung aussenden, wenn man sie im Dunkeln auf ein Hochfrequenzgerät legt. Die Farbe des Bildes ändert sich zum Beispiel mit jeder Stimmung (Emotion).

Wenn man die Hand auf ein unbelichtetes Fotopapier legt, hinterläßt das auf dem Papier ein Farbbild.

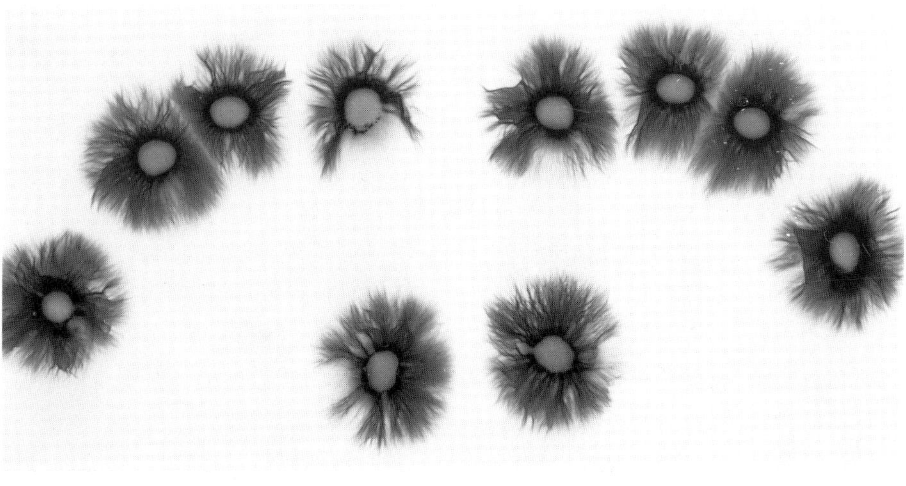

Abb. 32 *Die Aura der 10 Finger*

Als er dann bei Versuchen einen Teil eines Blattes von einem Baum abschnitt, blieb das Foto trotzdem so, als ob es noch ganz erhalten wäre, d. h. Kirlian hatte den Energiekörper fotografiert. Er fotografierte etwas, was physisch nicht mehr vorhanden war.

Der junge englische Forscher *Oldfield* entfernte auf diese Weise ein Blatt eines Löwenzahns bis auf die Rippen, und fotografierte trotzdem das **unversehrte Blatt.** Dieses Verfahren ist inzwischen weltweit erprobt. Das Foto zeigt die Aura der 10 Finger (Abb. 32).

Im Rahmen meiner Beobachtungen ist es mir gelungen, einen weiteren Beweis für die Existenz des Energiekörpers zu liefern. Somit kann man vielleicht diesem Gedanken zum Durchbruch verhelfen.

Ich habe bei mehreren Beinamputierten durch einen Drahtring, den ich um den Energiekörper des amputierten Beines hielt (also praktisch in die Luft), die Bio-Energie blockiert, was ich zwischen den Händen und vor dem Kopf messen konnte. Ich stellte fest, daß der Bio-Energiefluß zwischen der amputierten Fußhacke, dem rechten Fuß und den Zehen des linken Fußes nach wie vor auch nach 40 Jahren noch voll funktionierte. Weiterhin habe ich den physisch nicht vorhandenen Fuß mit SANOTRON bestrahlt und dadurch im Kopf Blockaden aufgelöst. Näheres dazu lesen Sie in dem Kapitel: »Der Energiekörper an amputierten Gliedern«.

Die Existenz dieses Energiekörpers kann jetzt niemand mehr ernsthaft bestreiten.

Es gibt aber noch weitere verschiedene Körper bzw. Ebenen. Von unten nach oben sind das:

1. der physische Lebenskörper
2. der Astralkörper
3. der Energiekörper
4. der Magnetkörper
5. die Seelenebene
6. die Geistebene
7. die 7 Chakras

Auf die 7 Ebenen gehe ich ausführlich in dem Buch »Symphonie der Lebenskräfte« ein.

Die indirekte Messung der Blockaden

Man kann Blockaden nicht nur mit RAYOTEST, sondern auch indirekt in Verbindung mit SANOTRON messen.

Dabei geht man folgendermaßen vor: Man hält die **Empfängerhand** (das ist beim **Mann die linke Hand** und bei einer **Frau die rechte Hand**) vor das SANOTRON-Gerät.

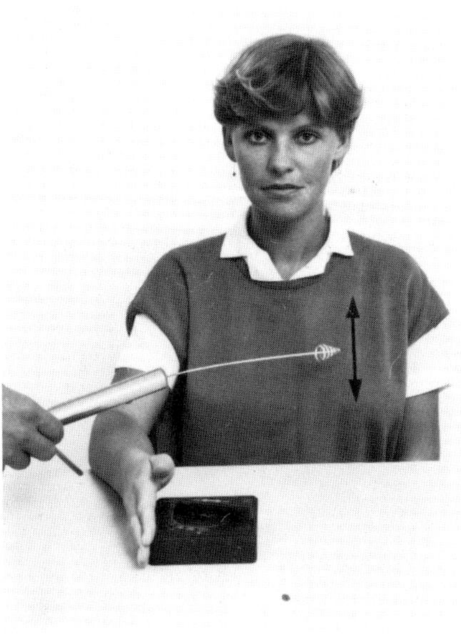

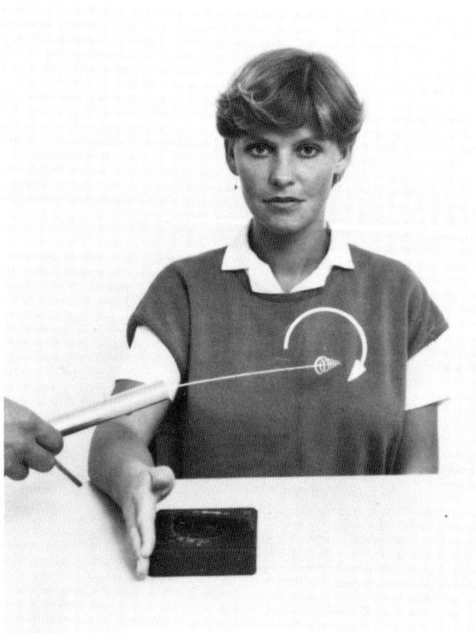

Abb. 33 Abb. 34

Wenn bei der Frau mit SANOTRON mit einer beliebigen Welle in die rechte Hand gestrahlt wird, liegt bei dem Pendelbild 33 keine Blockade vor.

Bei Abb. 34 liegt eine positive Blockade vor.

Dann richtet man den Antennenkorb auf die Testperson. Wenn keine Blockade vorliegt, wippt der RAYOTEST-Korb leicht vertikal auf und ab. Dann verstellt man den Stellknopf des SANOTRON auf der Skala ganz langsam von 0 bis 100.

Wenn man auf eine Blockade trifft, so beginnt der Korb zu rotieren. Er kann dabei 6 verschiedene Pendelbilder beschreiben, wodurch angezeigt wird, auf welcher Ebene bzw. in welchem Körper die Blockade ist.

Eine kleine Rechtsrotation zeigt eine leicht heilbare positive Blockade zwischen dem physischen Lebenskörper und dem Astralkörper an (Abb. 34).

Eine kleine Linksrotation zeigt eine negative Blockade zwischen Astralkörper und Energiekörper an.

Sie ist schwer heilbar mit sogenannten negativ polarisierten Medikamenten. Diese beiden Blockaden befinden sich auf der körperlichen (somatischen) Ebene.

Bei Blockaden im seelischen (psychischen) Bereich schlägt der Korb stark vertikal oder diagonal aus.

Die nachstehende Tabelle zeigt verschiedene Pendelbilder (nur mit RAYOTEST und in Verbindung mit SANOTRON gemessen) auf den verschiedenen Ebenen sowie Beispiele für die dafür typischen Krankheiten und wie man sie heilen kann.

Alle Blockaden können mit SANOTRON aufgelöst werden, wenn man die Frequenz bzw. die Welle oder den Kanal für die Krankheit gefunden hat.

Ebenen / Körper		Messung mit RAYOTEST	Messung mit RAYOTEST u. SANOTRON	Polarität	Energie-form	Übliche Heilmethoden	RAYOPATHIE	Typische Krankheiten
1	7 Chakras	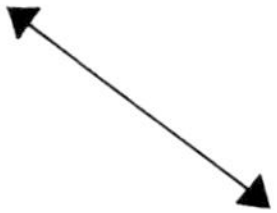	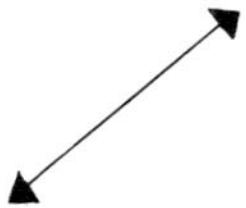	negativ	Thoads	Telepathie, Besprechen, Gebete	SANOTRON mit entsprechendem Chakrabild, Töne, Männer rechte Hand, Frauen linke Hand	Sarkom, Warzen, Besessenheit, Schizophrenie
2	Geist	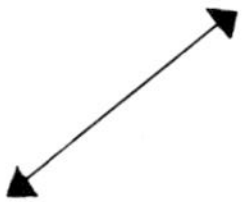		positiv	Thoads	Meditation, Drogen	SANOTRON mit entsprechenden Chakrabild Männer linke Hand Frauen rechte Hand	Depressionen, Hysterie
3	Seele	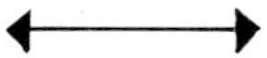	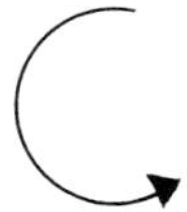	negativ	Roads	Homöopathische Hochpotenzen Psychotherapie, kreative Tat	SANOTRON mit entsprechenden Farbtafeln, Männer rechts Frauen links	bösartiger Tumor, Epilepsie, Leukämie, Magersucht
4	Magnet-körper	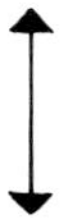	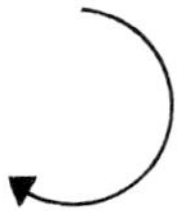	positiv	Roads	Farben, Düfte, Akupunktur, Fußreflexmassage, Elektroakupunktur	SANOTRON mit entsprechenden Farbtafeln, Männer links, Frauen rechts	gutartiger Tumor, MS, Rheuma, Phantomschmerzen, Drogensucht, Alkohol- und Nikotinsucht
5	Energie-körper	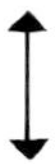	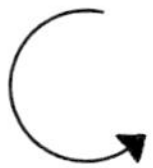	negativ	Loads	Homöopathische Mittel, Allopathie Mittel mit negativer Strahlung	SANOTRON, Männer rechts, Frauen links	Degenerosen, Arthrose, Muskelschwund, Knochenschwund
6	Astralkörper	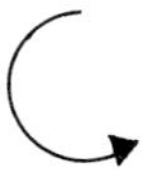	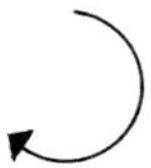	positiv	Loads	Allopathie, Chemotherapie, Tee, Kräuter, Steinbehandlung	SANOTRON, Männer links, Frauen rechts	Entzündungen, Geschwüre, Arthritis
7	Physischer Lebenskörper	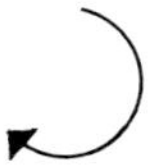	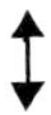	negativ	Ionen	Vorbeugend: biologische Ernährung, Tiefatmung, Sport	Vorbeugend: BIOTRON zum Aufladen, RAYOSUN, RAYOSTAR zum Aufladen	Gesund

Hält man den SANOTRON-Sender in dieser Stellung fest, entweder gegen die Empfängerhand, Spenderhand oder auch auf ein Organ gerichtet, so findet ein Energieaustausch statt, d. h. die Blockade wird aufgehoben.

Man kann das mit dem RAYOTEST gut beobachten: Anfangs ist der Energiefluß groß. Dabei schlägt RAYOTEST zwischen SANOTRON und der Hand kräftig hin und her. Das läßt mit der Zeit nach, und dann bleibt RAYOTEST vollkommen stehen. Weil kein Spannungsunterschied mehr besteht, fließt auch keine Energie mehr, daher auch keine Pendelbewegung. Die Blockade ist aufgelöst. Die Bewellung dauert ca. 30 bis 90 Minuten. Bei manchen kranken Personen, z. B. bei geistig Behinderten, kann man bis zu 75 Blockaden ermitteln.

Was ist Krankheit?

Unter dem Begriff *Krankheit* versteht man allgemein betrachtet ein Fehlverhalten des physischen Körpers. Dieses Fehlverhalten ist oft mit Schmerzen verbunden.

Die Schulmedizin geht davon aus, daß es sich bei der Heilung um eine chemische Veränderung in dem entsprechenden Organ bzw. in den einzelnen Zellen handelt, die man durch eine Zugabe von ganz bestimmten chemischen Stoffen erzielen kann. Mit Tabletten und Spritzen in den Blutkreislauf oder in die Muskeln kann man damit auch oft die Voraussetzung dafür schaffen, daß der Körper geheilt wird. Wie das vor sich geht, ist unbekannt - aber es funktioniert.

Es gibt aber auch ganz andere Methoden der Heilung. Eine der bekanntesten Methoden, die heute bei uns immer mehr aufkommt, ist die Akupunktur. Es würde ganze Bibliotheken füllen, alles das zu beschreiben, was die Akupunktur, basierend auf vieltausendjähriger Erfahrung der alten Chinesen, uns lehren könnte.

Abwandlungen der Akupunktur sind die Akupressur und die Akumassage. Dabei werden vereinfacht gesagt durch Druck auf ganz bestimmte Punkte des Körpers (man nennt sie *Meridianpunkte*) Schmerzen spontan beseitigt und die Voraussetzung für die Heilung von Krankheiten ist geschaffen.

Bei der Akumassage wird derselbe Effekt durch Massage der Meridiane und deren Endpunkte erzielt. Die Meridiane durchziehen den ganzen Körper - wie das Adernetz. Die Endpunkte befinden sich vorwiegend an den Finger- und Zehenspitzen, sind aber außerdem noch über den ganzen Körper verteilt. Jedes Organ ist an diese Meridiane angeschlossen und bekommt durch sie von den Drüsen mit Hilfe der Lebenskraft laufend die Information, was es zu tun hat. Wenn die Leitung blockiert ist, kann die Energie nicht durchfließen. An der Stelle der Blockade bildet sich ein Energiestau, den man mit der Rute, dem RAYOTEST oder einem Pendel messen kann.

Man stellt dabei folgendes fest:

Wenn sich RAYOTEST oder Pendel rechtsherum drehen, ist das Organ gesund. Drehen die beiden linksherum, so ist das Organ krank. Schlagen sie jedoch von dem Körper weg, so liegt eine Entzündung vor. Vor dem Entzündungsherd werden RAYOTEST bzw. der Pendel weggeschleudert. Auf dem Rücklauf zeigen sie deshalb genau auf die Kraftquelle, durch welche sie weggeschleudert werden, d. h. genau mitten auf den Entzündungspunkt.

Mit einem RAYOTEST-Detektorstab kann man den Entzündungspunkt sehr genau feststellen. Der Detektorstab funktioniert wie eine Richtantenne. Wenn man den Stab z. B. über die Zähne hält, kann man genau sagen, welcher Zahn entzündet ist, wo der Entzündungsherd genau sitzt, usw..

Besonders interessant und wichtig ist die sichere Feststel-

lung von Brustkrebsknoten oder anderen Krebsknoten, ob sie gut- oder bösartig sind. Darauf komme ich in einem späteren Kapitel noch eingehend zu sprechen.
Die Akupunktur kann durch Nadeln, die Akupressur bzw. die Akumassage durch Druck und Massage das Mißverhältnis zwischen Yang (Magetismus) und Yin (Elotismus) ausgleichen. Dieses Mißverhältnis läßt sich wie wir festgestellt haben, mit RAYOTEST oder einem Pendel zwischen den Händen messen: Zunächst hält man die Hände parallel in ca. 30 cm bis 40 cm voneinander entfernt und RAYOTEST dazwischen. Der Spiralkorb von RAYOTEST bewegt sich zwischen beiden Händen hin und her.
Die auslösende Kraft ist unsere Lebensenergie – die aber auch unsere Widerstandskraft gegen Krankheiten darstellt. Wenn man die Hände dann langsam weiter und weiter entfernt, wird die Längsbewegung immer kleiner, bis der Korb ganz stillsteht. Diese Entfernung, gemessen mit einem Maßband, stellt die Stärke unserer Lebenskraft dar. (Abb. 35-37)
Will man nun feststellen, ob Yin und Yang harmonieren, bringt man RAYOTEST zwischen den Händen in eine leichte Vertikalschwingung und bewegt ihn von einer Hand zur anderen. Ein starker Ausschlag in der Mitte signalisiert harmonischen Kraftfluß. Erfolgt der Ausschlag näher an der linken bzw. rechten Hand, so überwiegt Yin bzw. Yang.
Man müßte also bestrebt sein, seine Lebenskraft so groß wie möglich zu halten. Dann ist man weniger anfällig gegen Krankheiten, bzw. bei Krankheiten wird man schneller wieder gesund.

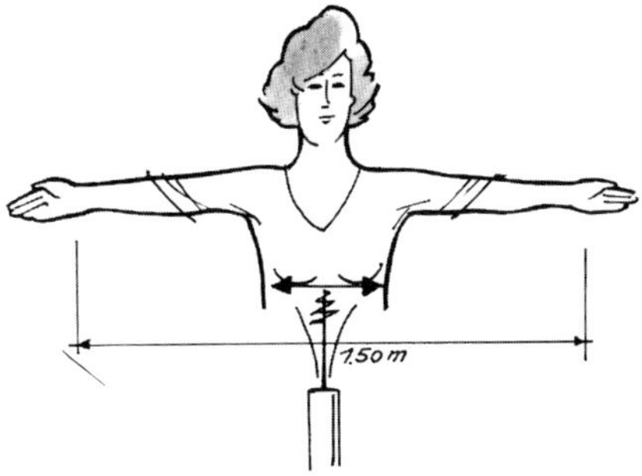

Abb. 35
Lebenskraft noch
bis ca. 1,5 m
Abstand der Arme

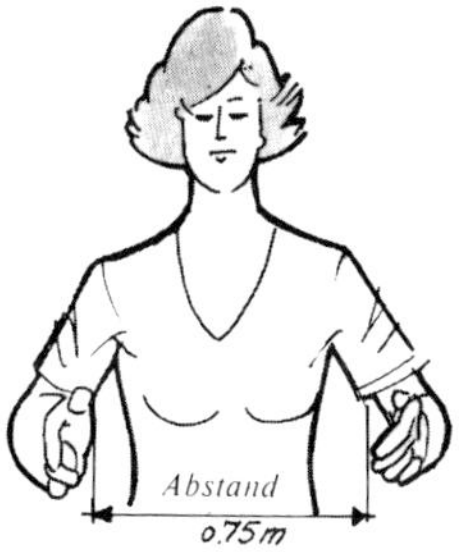

Abb. 36
Lebenskraft nur
bis ca. 0,75 m
Abstand der Arme

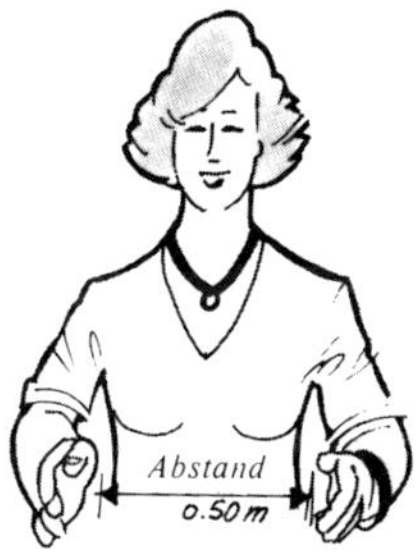

Abb. 37
Lebenskraft nur
bis ca. 0,5 m
Abstand der Arme
durch Tragen
von geschlossenen
Metallketten und
Metallarmbändern

Im Gegensatz zur Akupunktur wird durch SANOTRON kosmische Energie, und nichts anderes ist unsere Lebenskraft, in die Kreisläufe des Körpers eingeführt, und zwar auf einer ganz bestimmten Welle. Doch ganz so einfach ist das auch wieder nicht. Es gibt nämlich, wie schon gesagt, Blockaden ganz verschiedener Art.

Bei **positiven** Blockaden, bei denen der RAYOTEST in Verbindung mit SANOTRON eine Rechtsrotation zeigt, läßt man SANOTRON in die **Empfängerhand** (Mann links, Frau rechts) strahlen, bis sich die Blockade aufgelöst hat. Das dauert durchschnittlich 20-30 Minuten.

Bei **negativen** Blockaden, wenn RAYOTEST in Verbindung mit SANOTRON eine Linksrotation zeigt, läßt man SANOTRON gegen die andere Hand (Mann rechts, Frau links) strahlen, bis sich die Blockade gelöst hat.

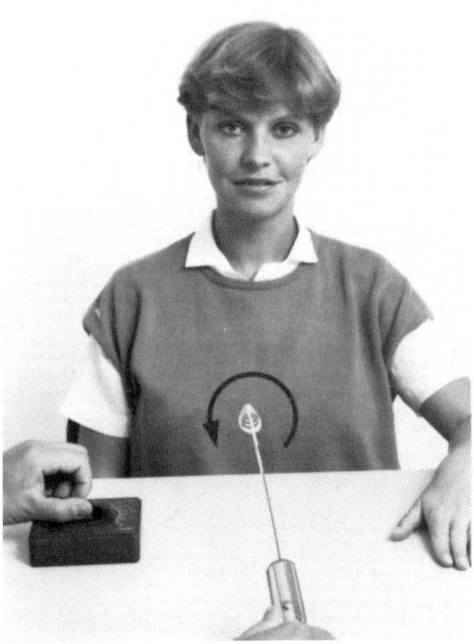

Abb. 38
Linksrotation
mit SANOTRON
(negative Blockade)

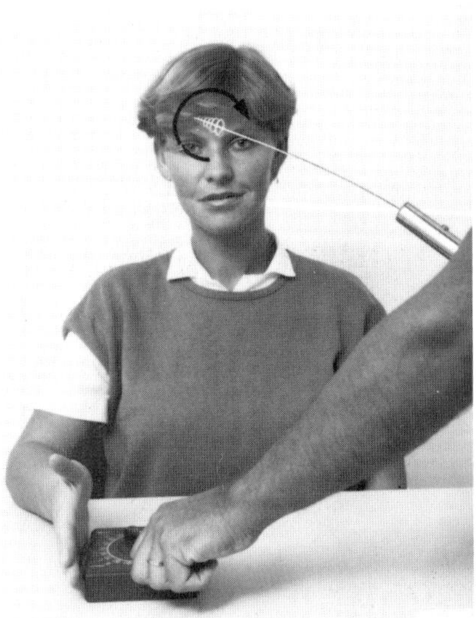

Abb. 39
Rechtsrotation
mit SANOTRON
(positive Blockade)

Die Akupunktur basiert auf der alten chinesischen Heilslehre. Die Chinesen gehen davon aus, daß in dem Körper zwei Kräfte fließen: **Yang** (Magetismus) und **Yin** (Elotismus). Wenn diese Kräfte harmonieren, d. h. in gleichmäßiger Stärke durch den Körper fließen, ist der Körper gesund. Wenn der Yin gestört ist und zuviel Yang vorhanden ist, führt es zur Degeneration, was man medizinisch mit *ose* bezeichnet, z. B. Arthrose.

Bei zuviel Yin führt es zu einer Entzündung, und das wird in der Medizin als *itis* bezeichnet, wie z. B. Arthritis.

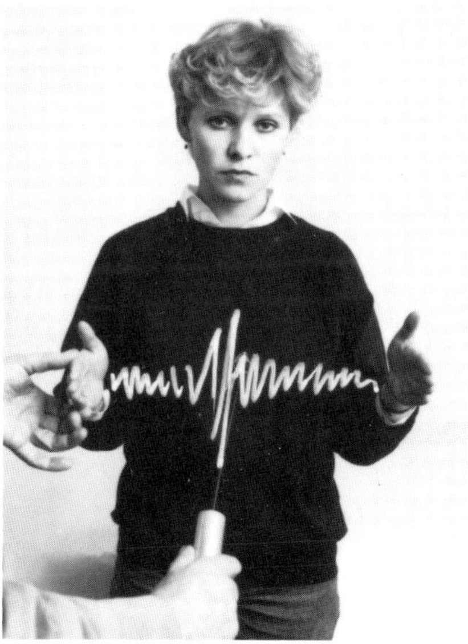

Abb. 40
Yang und Yin ausgewogen

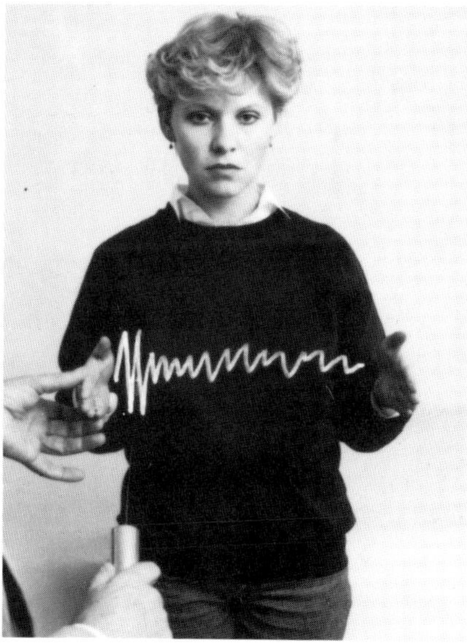

Abb. 41
Yang und Yin unausgewogen

Das Verhältnis zwischen Yang und Yin läßt sich sehr einfach mit RAYOTEST messen. Man mißt die Lebenskraft zwischen den Händen, und läßt dann den RAYOTEST Antennenkorb ein wenig auf und ab wippen und bewegt ihn langsam waagerecht von einer Hand zur anderen. An einer bestimmten Stelle schwingt der Korb viel stärker auf und ab. Ist dieser Punkt genau in der Mitte zwischen beiden Händen, so ist das Verhältnis gut ausgewogen. Verschiebt er sich mehr und mehr zu einer Hand, so ist das Verhältnis gestört.

Erfolgt der Ausschlag von RAYOTEST beim Mann näher bei der rechten Hand, so ist die Spannung zu hoch, ihm fehlt Yin (Elo). Erfolgt der Ausschlag von RAYOTEST näher bei der linken Hand, so ist die Spannung zu niedrig, ihm fehlt Yang (Mag). Der Akupunkteur kann das durch goldene oder silberne Nadeln ausgleichen. Fehlende Energie kann aber so nicht ersetzt werden.

Mit SANOTRON kann man sich jedoch mit Bio-Energie aufladen.

Es gibt im Menschen eine ganze Reihe von Körperteilen, die den Zustand des Körpers widerspiegeln und durch welche die Gesundheit beeinflußt werden kann, wie z. B. die Füße. Für jeden Körperteil und jedes Organ gibt es eine bestimmte Stelle am Fuß, durch die man eine Stelle oder ein Organ, z. B. durch Massage, beeinflussen kann (Fußreflexmassage).

Solche Stellen gibt es in den Händen, an der Zunge, an den verschiedenen Akupunkturstellen und auch an den Ohren. Auch in der Iris der Augen ist jede Veränderung des Körpers erkennbar (Irisdiagnose).

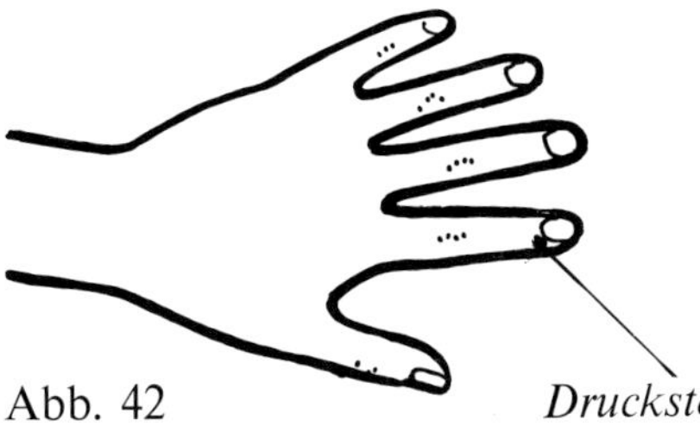

Abb. 42 *Druckstelle*

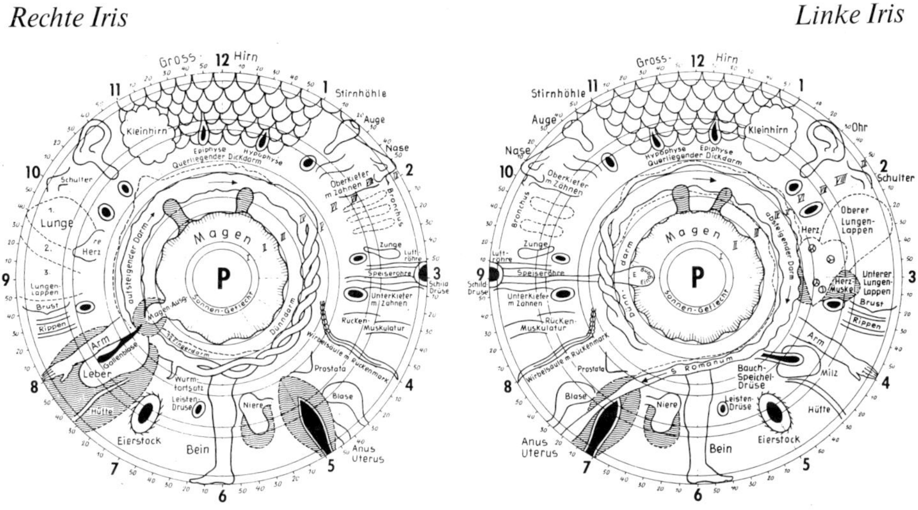

Abb. 43 *Lehrtafel der Irisdiagnostik*

Bei der Akupressur kann man durch Druck auf ganz bestimmte Stellen verblüffende Besserungen erzielen. Wenn man z. B. Zahnschmerzen an der linken Kopfhälfte hat und mit dem Fingernagel auf das erste Glied des linken Zeigefingers drückt, und zwar auf die Stelle des Nagelbettes, die zum Daumen zeigt (Abb. 42), verschwindet sofort der Zahnschmerz. Bei der rechten Hand ist es umgekehrt der rechte Zeigefinger.

Es scheint unglaublich, doch es funktioniert einwandfrei.

Auf ähnliche Weise läßt sich auch über die Füße Einfluß auf die Gesundheit nehmen.

Man muß erst einmal am eigenen Leib die Wirkung einer echten Fußreflexmassage erlebt haben, um zu begreifen, daß der Körper nur in seiner Gesamtheit gesehen werden kann. Durch Betasten der Füße kann man erkennen, an welchen Organen Unregelmäßigkeiten vorliegen; und durch eine Massage der betreffenden Fußzonen kann man eine Veränderung des Gesundheitszustandes bewirken.

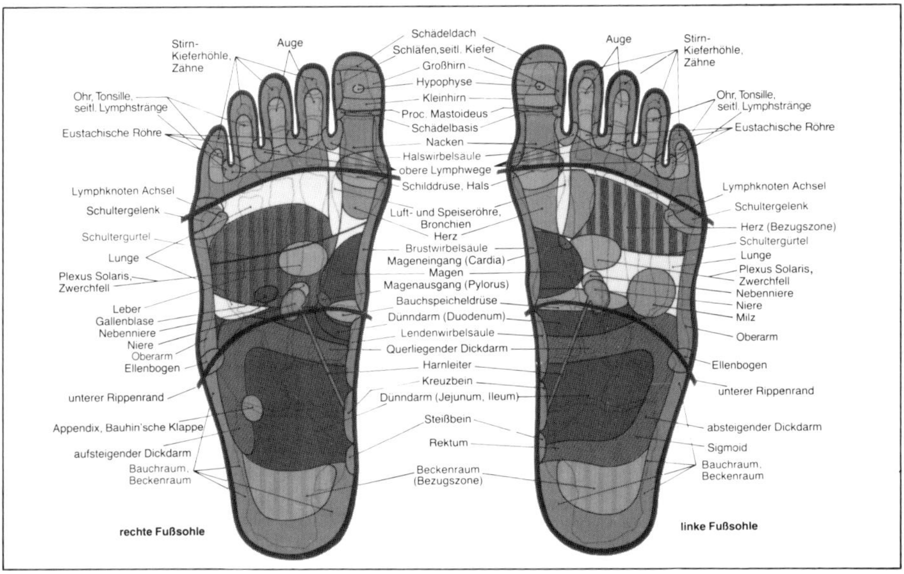

Abb. 44 *Lehrtafel für die Fußreflexmassage*

Krebs

Was Krebs ist, versuchen Wissenschaftler mit Mammutforschungsprogrammen herauszufinden. Leider fährt man dabei vorwiegend eingleisig, nämlich ausschließlich über den Weg der Chemie.

Bei vielen Krebsfällen konnte ich ausnahmslos beobachten, daß vom Krebsknoten stets eine starke Linksrotation des RAYOTEST ausgeht, wenn SANOTRON auf Kanal 22,5 gegen die Empfängerhand gehalten wird. Ohne SANOTRON beschreibt RAYOTEST eine starke Horizontalbewegung. Das bedeutet, nach dem im vorigen Kapitel geschilderten, daß auf dem Kanal 22,5 eine Blokkade auf **4 Ebenen** vorliegt. Deshalb nehme ich an, daß sich Krebs auf Dauer mit Medikamenten nicht heilen läßt.

Ich konnte bei allen untersuchten Krebspatienten an 2 Stellen des Kopfes blockierte Punkte feststellen, die mit dem Detektorstab zentimetergenau zu lokalisieren sind.

Der eine Punkt liegt unmittelbar hinter den Ohren (Epiphyse). Der andere Punkt liegt über der Stirn ca. 2-3 cm über dem Haaransatz.

Wenn man mit SANOTRON dem Krebspatienten auf der Krebswelle 22,5 in die Empfängerhand strahlt und den Detektor auf diese Punkte hält, beginnt RAYOTEST stark linksherum zu rotieren.

Aufgrund meiner Erfahrung möchte ich daraus schließen, daß die Leitung zwischen diesen beiden Punkten blockiert ist. Auch solche Blockaden lassen sich mit SANOTRON auflösen.

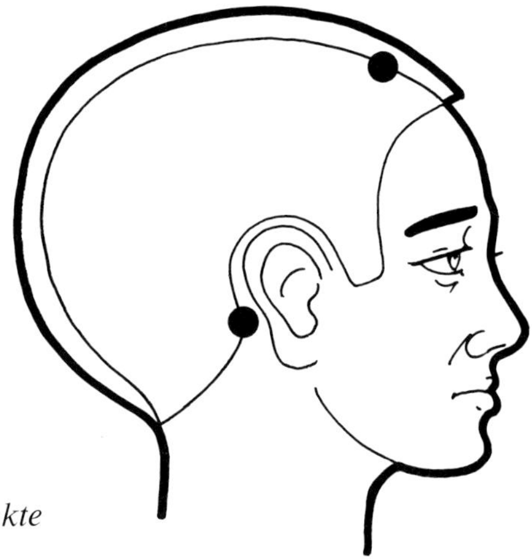

Abb. 45
Krebspunkte im Kopf

Wenn es sich um psychische Blockaden handelt, muß man zusätzlich noch mit Farbtafeln bzw. Chakrabildern arbeiten (siehe Tabelle auf Seite 78).

Wie schon einmal angedeutet, senden Farben auch Wellen aus.

Beim Studium dieser Farben habe ich einen ganz bestimmten rosa Farbton entdeckt, der genau die Krebswelle sendet. Wenn man eine solche Farbtafel vor die Hand eines Krebspatienten und RAYOTEST dazwischenhält, so pendelt er zwischen beiden hin und her.

Abb. 46 *Krebsfarbe*

Das bedeutet, daß es genau die gleiche Welle ist.

Auf dieselbe Weise kann man aber auch krebserzeugende Stoffe finden: Man legt das zu untersuchende Teil vor die Tafel und hält den RAYOTEST dazwischen. RAYOTEST reagiert nur dann, wenn das Teil die Krebswelle sendet.

Das trifft z. B. bei Krebsgeschwülsten von Pflanzen ebenso zu, wie bei Nikotin, Süßstoff, Asbest und gechlortem Trinkwasser. Durch Filtern in Aktivkohle verschwand die Krebswelle sofort, jedoch nicht durch Kochen.

Auch die Strahlen von Mikrowellenherden liegen auf der Krebswelle. Wenn man z. B. Speisen mit der Farbtafel mißt und keine Reaktion beobachten kann, so änderte sich das Bild, sobald die Speise im Mikrowellenherd erwärmt wurde, d. h. alle im Mikrowellenherd erwärmten Speisen strahlen die Krebswelle aus.

Man kann beobachten, daß z. B. eine Zigarette mit Süßstoff in Resonanz tritt, Süßstoff mit gechlortem Wasser, Süßstoff mit Speisen, die im Mikrowellenherd erwärmt sind usw. - jede einzeln wiederum mit der rosa Farbtafel und auch mit SANOTRON auf Kanal 22,5.

Mehr darüber in meinem Buch *Krebs - eine Vollblockade im Zellerneuerungszentrum.*

Die Energie zur Steuerung des Körpers

Der elo-magetische Schaltplan

Wie bereits beschrieben, beziehen wir unsere Lebensenergie oder Lebenskraft aus dem Kraftfeld zwischen Kosmos und Erde. Dieses Kraftfeld ist starken Schwan-

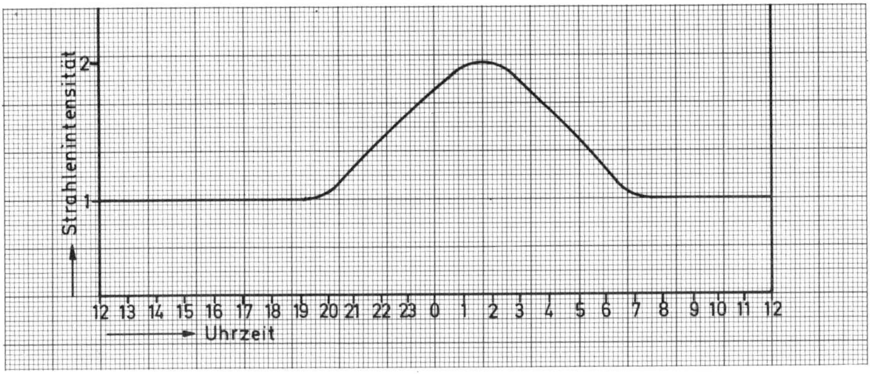

Abb. 47 *Strahlenintensität bei Tageszeit*

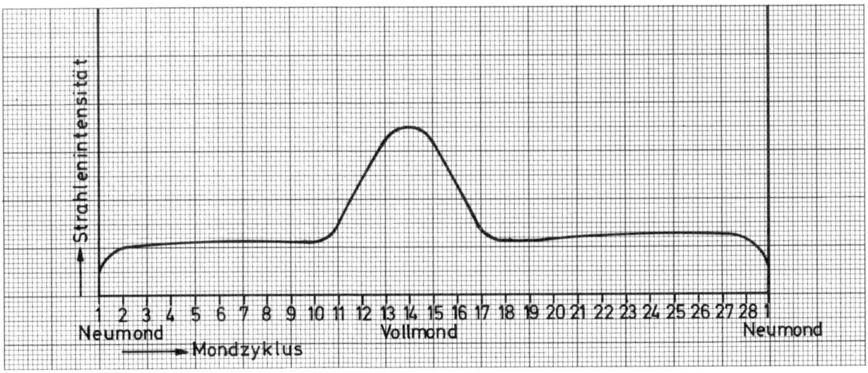

Abb. 48 *Strahlenintensität bei Mondzyklus*

kungen unterworfen. Bei Vollmond ist es ca. 3,3 mal so stark wie normal. Nachts steigt es an und erreicht gegen 1.00 Uhr seinen Höhepunkt und wird dann etwa doppelt so stark wie normal. Auch bei Gewitter verdoppelt sich die Strahlung.

Durch die ungewöhnliche Konstellation der Planeten, die sich 1982 alle auf einer Seite zusammenballten, werden die kosmischen Kräfte 16 mal so stark wie normal. Das muß sich natürlich auf die Steuerströme des Körpers auswirken. Diese kosmische Kraft wird durch die Chakras in den Energiekörper eingeleitet.

Wichtig sind dabei die oberen Chakras: Stirnchakra, Scheitelchakra und Halschakra.

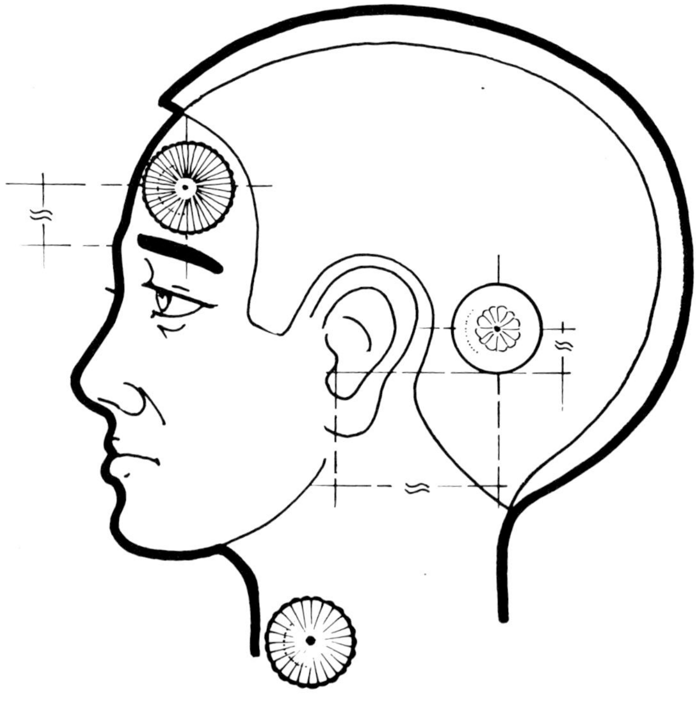

Abb. 49

Die Chakras können verschlossen sein und den Energieeintritt blockieren. Die Blockaden dieser Chakras sind seelisch bedingt. Man spricht von psychischen Krankheiten, die sich auch nicht mit Medikamenten beseitigen lassen.

Die Körperhaltung ist für den Energieempfang wichtig. Wenn man den Kopf neigt, ist der Bio-Energiefluß sofort abgeschnitten (Demutshaltung).

Man kann das mit dem Pendel zwischen den Händen, Füßen oder vor dem Kopf messen. Näheres darüber im Kapitel *Die betenden Hände.*

Der Einfallwinkel der kosmischen Wellen hat sicher einen großen Einfluß. Vielleicht wird auf diese Weise auch der Jahresrhythmus des Menschen gesteuert. Dieser Einfluß muß von **außen** kommen, denn wenn man von der nördlichen zur südlichen Halbkugel der Erde reist, paßt sich der Körper sofort den entgegengesetzten Jahreszeiten an. Es kann also nicht eine eingebaute *Jahresuhr* sein, welche unsere jahreszeitliche Umstellung hervorruft.

Bei Pflanzen kann man beobachten, daß die Blattbildung unabhängig von der Außentemperatur erfolgt.

Ich möchte daraus schließen, daß auch Bäume Chakras besitzen, die ihnen den Sonnenstand anzeigen und die der Pflanze so zu verstehen geben, wann sie die Blätter anzusetzen und auch abzusetzen hat.

Die kosmischen Wellen treten also durch die Chakras in

das Gehirn ein, und zwar durchwandern sie mit jeweils veränderten Wellen

- Kleinhirn
- Mittelhirn
- Großhirn
- Zirbeldrüse
- limbisches Zentrum
- Hypothalamus.

Im modernen Telefondienst verwendet man auch diese Technik, um über einen Draht auf verschiedenen Wellenlängen mehrere Gespräche zu führen. Die Natur kennt das seit vielen Millionen Jahren.

Auch bei Radiosendern kann man die verschiedenen Sender genau auseinanderhalten, weil sie auf unterschiedlichen Wellenlängen senden.

So werden alle Organe und Zellen auf unterschiedlichen Wellen gesteuert, d. h. mit Informationen versorgt, wie sie zu reagieren haben, letztlich also, wie sie sich zu erneuern haben. Wenn diese Informationen verständlich sind, wissen die Organe und Zellen, wie sie reagieren müssen.

Wenn man sich einmal vorstellt, daß im Radio ein Sender durch Haushaltsgeräte gestört wird, so kann man einen starken Sender notfalls noch immer verstehen. Ist der Sender jedoch schwach, so übertönt der Störsender.

Hält man sich häufig und längere Zeit auf einer Stelle auf, die sehr stark eine ganz bestimmte Wellenlänge

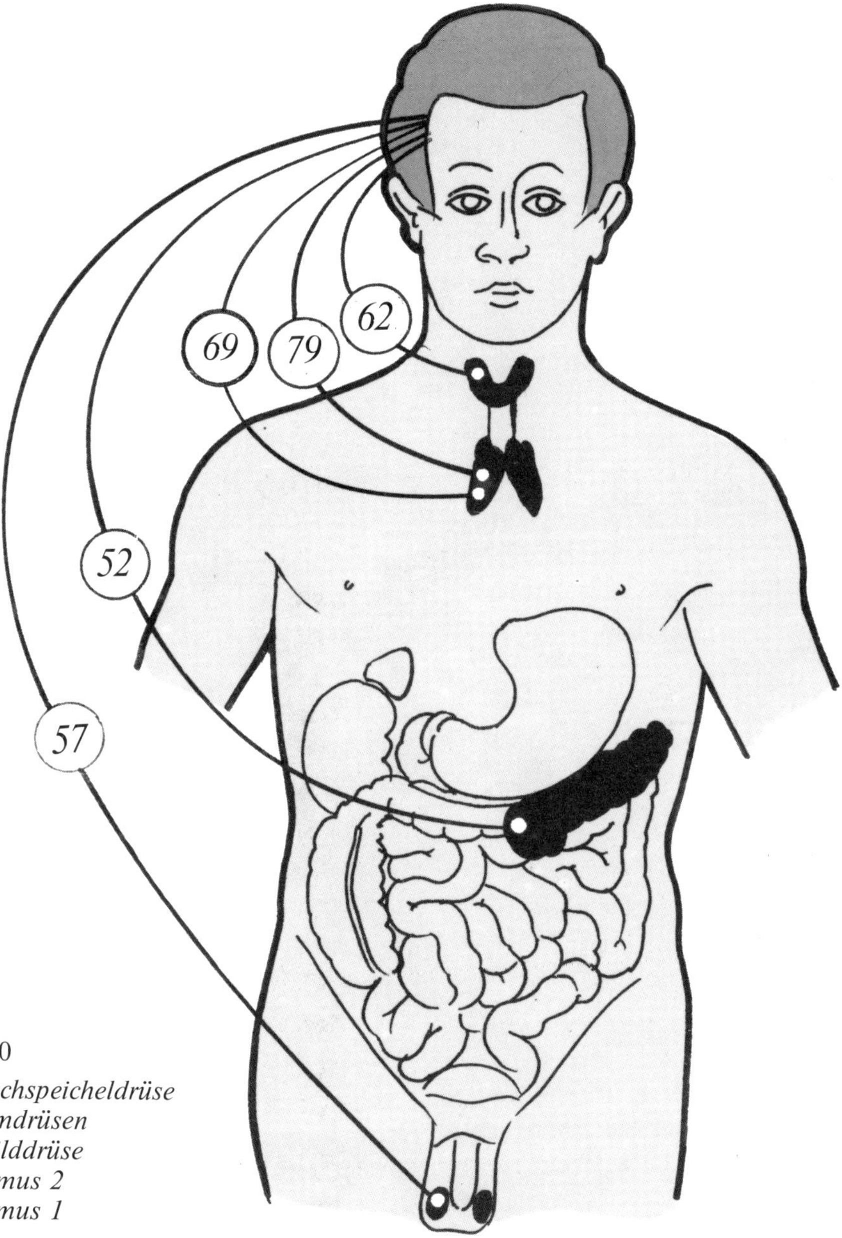

Abb. 50

52 Bauchspeicheldrüse
57 Keimdrüsen
62 Schilddrüse
69 Thymus 2
79 Thymus 1

aussendet, so kann sie auf dieser Wellenlänge stärker sein als die Steuerwelle des Körpers.

Immer ist in einem solchen Fall zu beobachten, daß das elo-magetische Spannungsfeld zwischen den Händen gestört ist, die Resonanz tritt beim Mann stets zur linken Hand hin auf, bei der Frau umgekehrt, was darauf schließen läßt, daß die Zellspannung gleich null ist. Es könnte auch sein, daß dieser Kontrollausfall in demjenigen Organ auftritt, dessen Welle zu stark überlagert wird.

Die Energie wird also im Energiekörper auf bestimmte Wellenlängen gebracht und zunächst durch den Kopf geleitet, wo sie in den verschiedenen Gehirnteilen mit Informationen versehen zum Zwischenhirn geleitet werden. (Epiphyse - Limbisches Zentrum - Hypothalamus - Thalamus - Hirnanhangdrüse)

Die Hirnanhangdrüse ist eingeteilt in den Vorderlappen und in den Hinterlappen, von denen der Vorderlappen die zentrale Bedeutung für die ganze Gesundheit besitzt. Sie ist die große Steuerzentrale. Einerseits sorgt sie durch die Bildung der Hormone für die Langzeitsteuerung, was jedoch viel zu langsam für die Steuerung der Lebensabläufe wäre. Die Hauptaufgabe der Hirnanhangdrüse ist jedoch die Hochfrequenzsteuerung.

Die Drüsen steuern die gesamten Lebensvorgänge - bestimmte Organe teils allein oder auch gemeinsam - wie z. B. die gesamten Verdauungsorgane. Bis hierher verläuft die Steuerung auf je 3 Kanälen.

Die Hirnanhangdrüse (Hypophyse-Vorderlappen) steuert die sogenannten *endokrinen* Drüsen wie die Schilddrüse (62), die Thymusdrüse (69 + 79), die Bauchspeicheldrüse (52) und die Keimdrüsen (57) jeweils auf 2 Kanälen mit Yin und Yang bzw. Mag und Elo. Ich konnte dabei beobachten, daß die Schilddrüse über die Nebennieren die Nieren steuert und der Thymus die Leber steuert.

Die Hirnanhangdrüse liegt wegen der großen Bedeutung mitten im Kopf gut geschützt über dem Gaumen. So bekommt sie beim Essen durch die Strahlung der Speisen während des Kauvorganges Informationen, die wahrscheinlich die Verdauungsorgane beeinflussen.

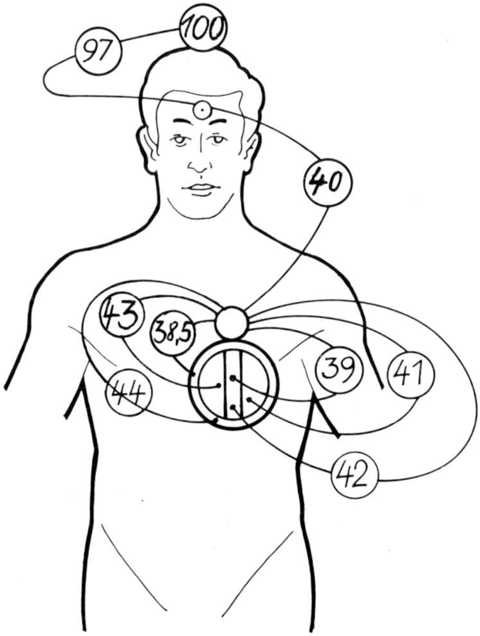

Abb. 51

38,5 Herzrhythmus
39 Herzmuskel
40 Herzzentrum
41 linke Herzkammer
42 Herzscheidewand
43 rechte Herzkammer
44 Herzkranzgefäße
97 Thalamus
100 Hypothalamus

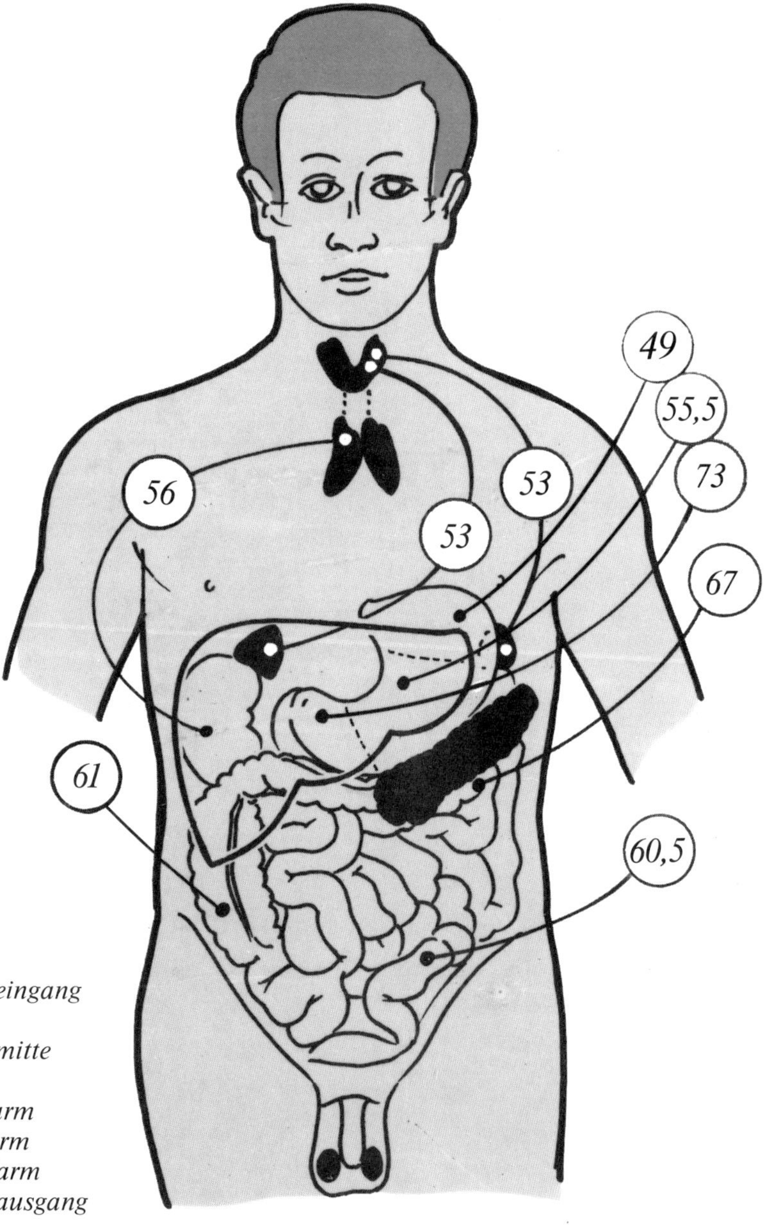

Abb. 52

49 Mageneingang
53 Nieren
55,5 Magenmitte
56 Leber
60,5 Mastdarm
61 Dickdarm
67 Dünndarm
73 Magenausgang

Der Thalamus steuert den gesamten Herzbereich (Kanal 97). Außerdem beeinflußt er Lunge und Brust.

Bisher glaubte man, daß der Thymus sich nach der Pubertät zurückbildet. Das Gegenteil ist der Fall: er steuert auf Kanal 79 den gesamten Wasserhaushalt des Körpers und außerdem auf Kanal 56 die Leber und in Verbindung mit der Schilddrüse und Bauchspeicheldrüse sowohl Magen, Gallenblase (63,5), Zwölffingerdarm, Dickdarm (61), Mastdarm (60,5) als auch den Darmaustritt (73).

Die Beschreibung des kompletten Lebensfunktionsplans würde den Rahmen dieser Ausführungen sprengen. Ich werde es einmal in einem Fachaufsatz gesondert behandeln.

Blockaden im seelischen Bereich

In der medizinischen Lehre werden die Krankheiten in psychisch = seelisch und somatisch = körperlich eingeteilt.

Nach meinen Erfahrungen kommt man mit diesen Begriffen allein nicht aus. Ich sehe jede Krankheit als eine **Blockade** in dem **Steuerleitungssystem** zwischen den verschiedenen feinstofflichen Körpern an.

Wenn irgendwo im *Vorsteuerbereich* etwas nicht stimmt, kommt das als Störung im entsprechenden Organ an.

Es hat keinen Sinn, nur ein einzelnes Organ zu behandeln. Das kann nur zu kurzzeitigen Erfolgen führen, bzw. eine eventuelle Heilung ist auf die Selbstheilungskraft des Körpers zurückzuführen.

Wie die alten Chinesen schon wußten, muß man zuerst die *Mutter* und dann den *Sohn* behandeln, d. h. man muß zunächst die Drüsen und dann die Organe behandeln.

Solange in dem übergeordneten Organ keine Harmonie herrscht, kann es in dem untergeordneten Organ keine dauerhafte Heilung geben; denn ohne gute Steuerbefehle arbeiten die Organe nicht richtig.

Bei schweren Erkrankungen liegen Blockaden auf demselben Kanal auf mehreren Ebenen vor. Auf welcher

Ebene sich die Blockade befindet, läßt sich wie schon beschrieben mit Hilfe von SANOTRON und RAYOTEST erkennen:

Blockaden im Bereich Energiekörper-Magnetkörper bzw. Magnetkörper-Seele lassen sich nicht mit grobstofflichen Mitteln beheben, sondern nur über feinstoffliche Energie.

Das sind z. B. positive Gedanken, Gebete, Meditation, psychotherapeutische Behandlungen, Geistheilung, Rückversetzung in Trance oder Tagtraum usw. (siehe Tabelle Seite 78).

Alle diese Methoden haben bei positiver Einstellung einen Einfluß auf geistige Blockaden. Es gibt jedoch ein hervorragendes Mittel, geistige Blockaden zu beseitigen, und zwar über Chakrabilder.

Geistige Blockaden mit Chakrabildern auflösen

Von einem englischen Medium wurde ein ausgezeichnetes Buch über die Chakras geschrieben, worin Bilder von Chakras abgebildet sind, die medial empfangen wurden. Diese Bilder senden, wenn man sie im Resonanzverfahren mißt, Wellen aus, welche genau immer in der Folge 5 - 10 - 15 - 20 - 25 usw. liegen, die sich genau mit den Wellen der einzelnen Gehirnteile decken.

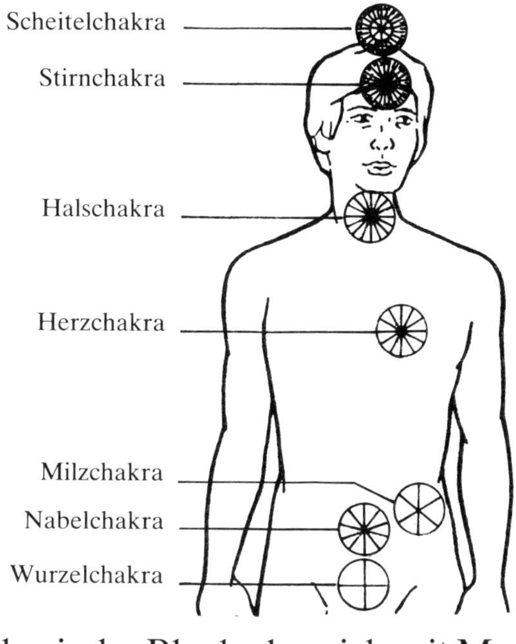

Abb. 53

Genau wie physische Blockaden sich mit Medikamenten auflösen, bauen sich psychische Blockaden mit Hilfe der Chakrabilder ab.

Chakrabilder

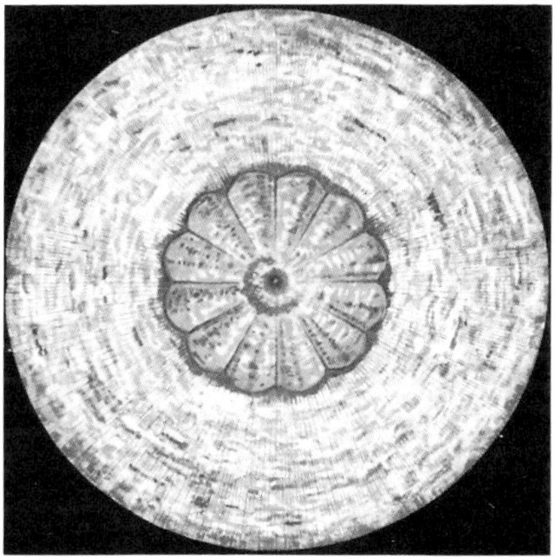

① *Das Scheitelchakra sitzt im Kopf hinter den Ohren (z. B. bei Kopfschmerzen im Hinterkopf)*

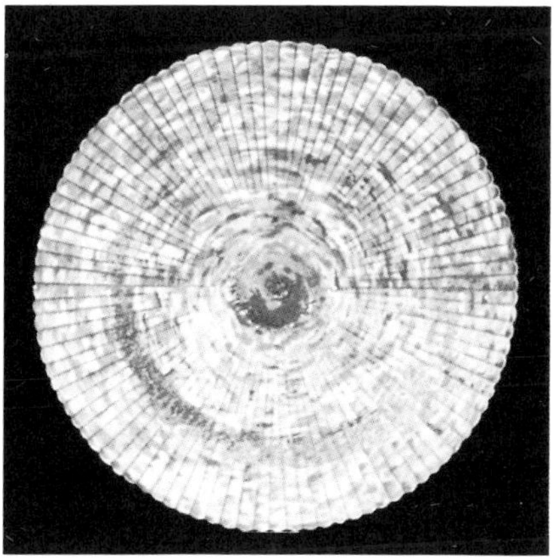

② *Das Stirnchakra sitzt mitten hinter der Stirn (z. B. bei Schmerzen im Stirnbereich)*

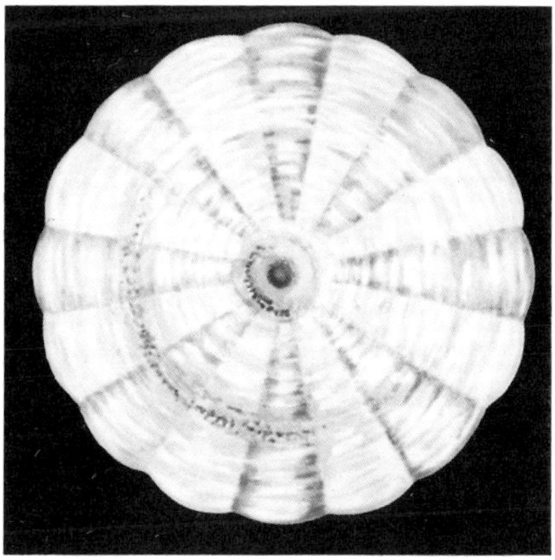

③ *Das Halschakra sitzt im Kehlkopf (z. B. bei Blockaden im Halsbereich)*

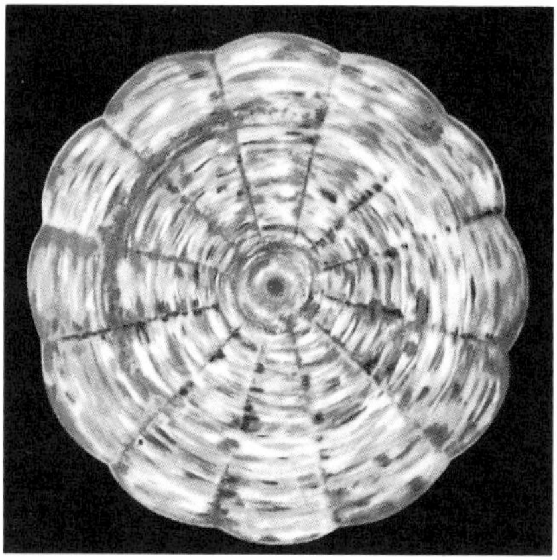

④ *Das Herzchakra sitzt etwa oberhalb des Herzens (z. B. bei Herzproblemen)*

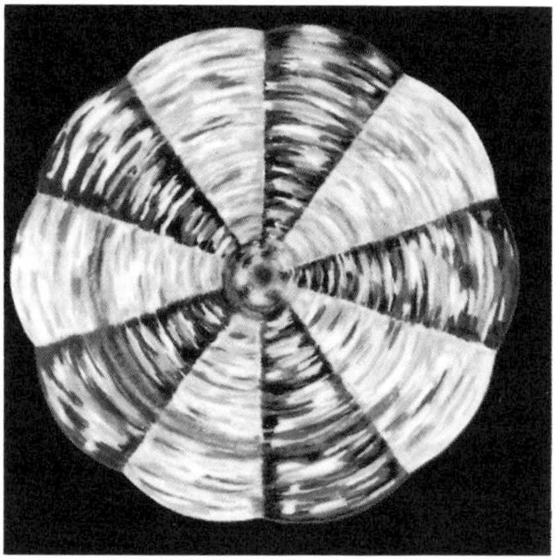

⑤ *Das Nabelchakra sitzt etwa 3 cm unter dem Nabel (z. B. bei Nervenproblemen)*

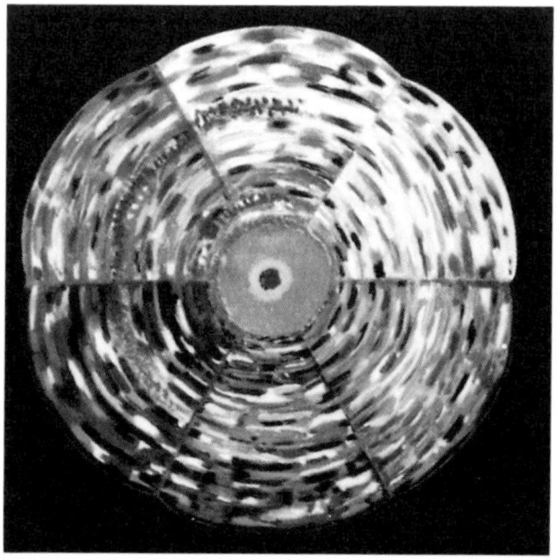

⑥ *Das Milzchakra liegt etwa 6 cm links vom Nabel (z. B. bei Schwierigkeiten im Verdauungs- und Sexualbereich)*

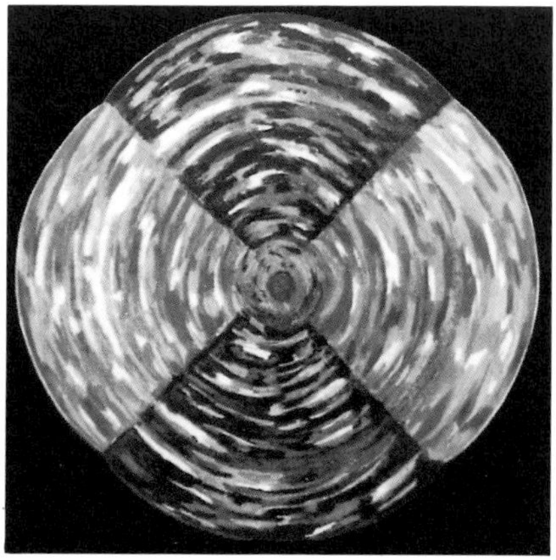

⑦ *Das Wurzelchakra befindet sich im oberen Steißknochen (z. B. bei allen Problemen des Knochenbaues und der Gelenke)*

Je nachdem auf welcher Ebene die Blockade liegt, erfolgt die Auflösung mit beiden kleinen Fingern oder einzeln mit dem rechten bzw. linken kleinen Finger, indem man sie nacheinander ca. 10 Minuten auf die Mitte des Chakrabildes hält. Verspürt man eine besondere Linderung, wiederholt man das mit dem entsprechenden Finger und dem entsprechenden Chakrabild. Ohne SANOTRON kann die Auflösung der Blockade bis zu 3 Stunden dauern. Es schadet aber auf keinen Fall.

Wird zusätzlich der SANOTRON auf Kanal 10 aufgestellt, verkürzt sich die Zeit um etwa die Hälfte. Wenn 2 SANOTRONe aufgestellt werden, dauert die Auflösung nur wenige Minuten.

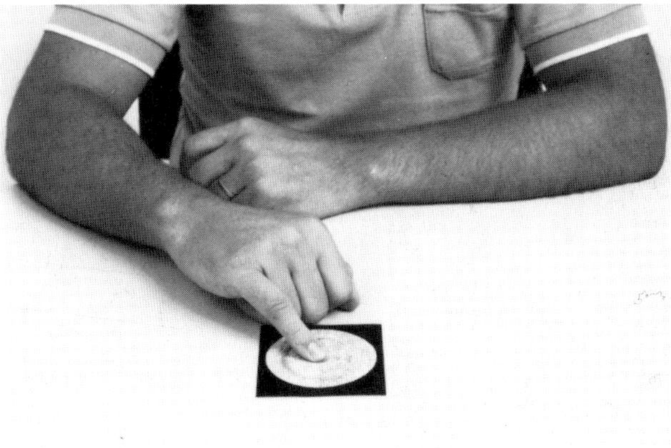

Abb. 54 *Auflösung der Blockade*
Ohne SANOTRON mit 1 kleinen Finger auf Chakrabild

Man kann auch die flache Hand auf das Chakrabild legen, jedoch ist der Empfang nicht so gut wie bei den Fingerkuppen der kleinen Finger.

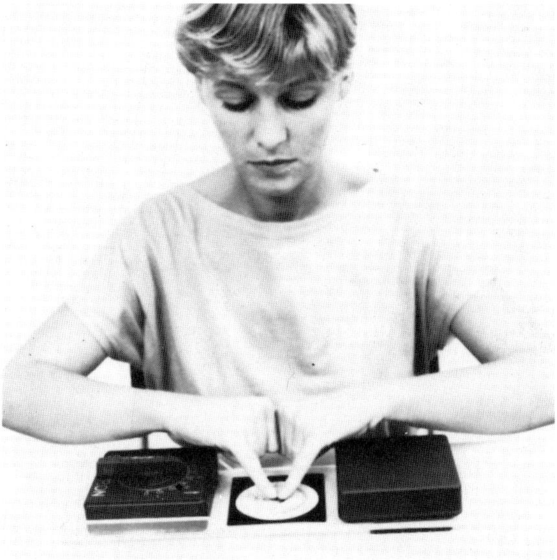

Abb. 55 *Auflösung der Blockade*
Mit 2 kleinen Fingern vor Doppel-SANOTRON

Welches von den 7 möglichen Chakrabildern man benutzen sollte, erkennt man auch mit RAYOTEST, wenn er bei der Berührung der Chakrabilder mit beiden kleinen Fingern oder einzeln mit dem rechten oder linken Finger rechtsherum kreist. Die Farbfotos der Chakras sind bei RAYONEX erhältlich.

Energien gibt es in den unterschiedlichsten Formen und Arten.

Wie sie sich jedoch auf die Gesundheit auswirken können, dafür hätte ich eine schlüssige Erklärung, die ich aus meinen Versuchen mit Magneten ableite. Ich halte es für wichtig genug, einen solchen Versuch ausführlich zu beschreiben, um die Glaubwürdigkeit der aufgestellten Hypothese zu untermauern.

Magnetoide: Verschiedene Energien auf der gleichen Wellenlänge.

Ich hatte zunächst 2 normale Magnete (Permanentmagnete) in etwa 1 Meter Abstand Pol gegen Pol gegenübergestellt und dabei mit RAYOTEST die Wellenlänge gemessen.

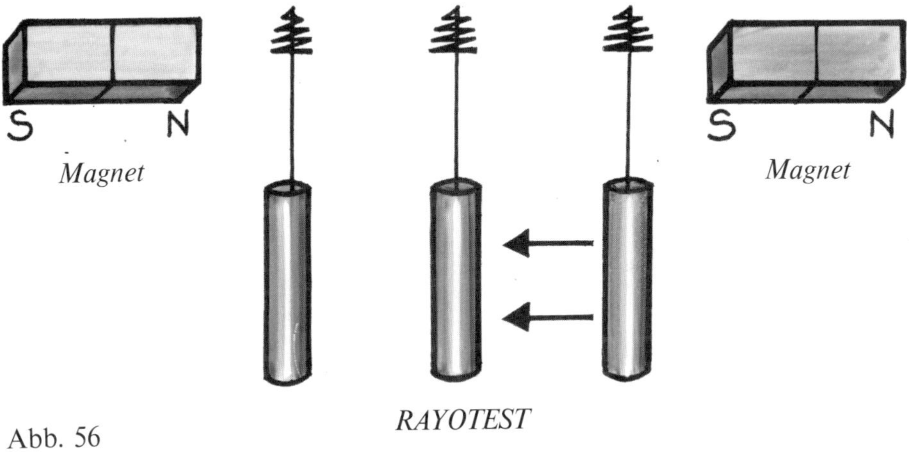

Abb. 56

Ich habe festgestellt, daß die Magnete eine Wellenlänge von 89 cm mit jeweils Unterwellen der halben Wellenlänge haben. Ich habe sodann einen der Magneten durch den Frequenzsender *SANOTRON* ersetzt und auf Kanal 80 in Resonanz gebracht. Dabei erhielt ich genau die gleiche Wellenlänge von 89 cm. Ein Kompaß an dem Magneten hat die Magnetnadel abgelenkt. Als ich den Kompaß jedoch an *SANOTRON* hielt, wurde die Nadel **nicht** abgelenkt.

Die letzte Aussage wurde mit einem höchstempfindlichen Magnetmeßgerät bestätigt:

Die vom SANOTRON ausgehende Kraft, welche mit Magneten in Resonanz tritt, hat also keinerlei magnetische Wirkung.

Es zeigte sich aber, daß sich **Wellen gleicher Länge von verschiedenen Energieformen in Resonanz bringen lassen.** Auch Celluloid tritt mit Magneten in Resonanz. Celluloid ist auf einer Seite positiv und auf der anderen Seite negativ.

Der positive Pol von Magneten tritt mit dem positiven Pol von Celluloid in Resonanz.

Auch Farben lassen sich in Resonanz bringen, sowohl mit Magneten, mit Celluloid und mit SANOTRON auf Kanal 10 (Südpol) oder Kanal 80 (Nordpol). Die Farbe rot entspricht dem Nordpol die Farbe blau dem Südpol. Die Farbe gelb, Kanal 45, ist neutral. Die Farbe weiß als Summe der 3 Grundfarben tritt mit allen 3 Grundfarben in Resonanz.

In der Medizin werden oft Magnete zu Heilungsprozessen benutzt.

Da wird Magnetismus den Biokräften überlagert, um Knochenheilung zu beschleunigen. Allerdings kann Magnetismus nur die Wellen auf Kanal 10 (Südpol) und Kanal 80 (Nordpol) senden. SANOTRON kann dagegen jede beliebige Wellenlänge, und zwar die Originalenergie liefern. Überträgt man dieses Phänomen einmal auf eine mögliche Resonanz von *Loads* und Gedankenenergie, so könnten sich Gedanken wie die kosmischen Wellen sowohl schädigend als auch heilend auswirken, wenn sie die entsprechenden Wellenlängen besitzen. Das wäre eine Erklärung für die heilende Wirkung von Meditation bzw. von positiven Gedanken.

Dabei scheint die Kraft der Liebe in all ihren Erscheinungsformen die heilende Kraft zu sein und der Haß in all seinen Erscheinungsformen von Angst, Ärger, Neid bis hin zur Eifersucht die zerstörende, krankmachende Kraft.

Alle Gedanken, gute wie böse, gehen als Welle von uns aus und gelangen verstärkt zu uns zurück. Deshalb wirkt sich Haß für uns selbst schädlich aus, und Gedanken der Liebe bringen uns selbst Glück.

Gebete sind, wenn sie richtig gedacht und mit entsprechendem Gefühl (Emotion) angefüllt sind, eine starke Kraft.

Die Fähigkeit der Menschen, die Gedankenwellen auszusenden und auch zu empfangen, ist unterschiedlich stark ausgebildet. Manchmal sprechen wir im täglichen Leben von Gedankenübertragung, können uns aber nicht vorstellen, wie das eigentlich vor sich geht. Über dieses Thema gibt es aus dem Gebiet der Grenzwissenschaften viele Bücher.

Besonders im Augenblick des Todes eines Menschen scheinen starke Kräfte wachgerufen zu werden. So wird vielfach berichtet, daß ein Angehöriger oder Freund im

Tagtraum eine Stimme hört oder sich durch eine psychokinetische Kraft etwas Augenfälliges bewegt. Später stellt sich dann heraus, daß gerade in dem Augenblick der Betreffende, an den man gedacht hat, verstorben ist.

Die Aura des Menschen

Die Aura des Menschen haben wir schon im Rahmen dieses Buches kennengelernt.

Jeder lebende Mensch wird von Kraftfeldern, der Aura, umhüllt. Mit RAYOTEST kann man sie in Längsrichtung als Welle und in Querrichtung als Vertikalausschläge beobachten.

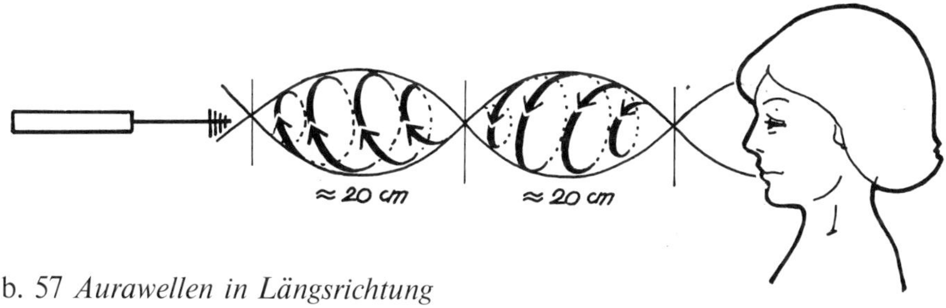

Abb. 57 *Aurawellen in Längsrichtung*

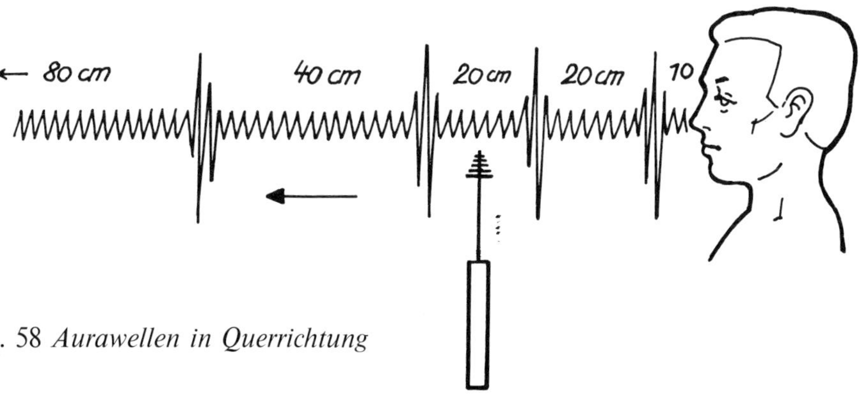

Abb. 58 *Aurawellen in Querrichtung*

Ich nehme an, daß diese Aurahüllen auch bestimmte Verhaltensweisen des Menschen beeinflussen.

Wenn sich bei 2 Personen die zweiten Aurahüllen überschneiden, weil sie sich zu nahe kommen (Fußballarena, im Bus, etc.), dann ändern viele Menschen ihr Verhalten; sie werden aggressiv.

Geschickte Verkäufer wissen, daß man nicht näher als 70-80 cm zu seinem Kunden treten soll, weil sich bei diesem sonst ein unwohles Gefühl einstellen kann. Die Aurawellen überschneiden sich.

Beim Überschneiden der ersten Aurahüllen (Intimsphäre) kann man wiederum ein ganz verändertes Verhalten beobachten. Vielleicht wird dadurch das Mittel- und Großhirn ausgeschaltet. So ließe sich unter Umständen auch das Sexualverhalten erklären, wenn sich zwei Menschen von verschiedenem Geschlecht so stark nähern, daß dann nur noch das Kleinhirn funktioniert, welches bekanntlich das Sexualverhalten steuert.

Von Tieren wissen wir, daß sie flüchten oder angreifen, wenn ein Feind sich auf eine ganz bestimmte Entfernung nähert. Ein Dompteur kennt die *kritische Distanz* zu einem Löwen genau. Wenn er sie auch nur mit seinem Stock durchbricht, fängt auch ein satter Löwe an, die Zähne zu zeigen. Auch Vögel und Fliegen haben eine bestimmte Entfernung, wie weit man sich ihnen nähern kann. Wenn man sich weiter nähert, so fliehen sie – größere Tiere greifen an. Die Stärke dieser Aura, die Entfernung, wie weit man sie messen kann, ist bei »Energiebündeln« bis zu 50 m oder noch mehr. Sie sagt sicher auch etwas über die Ausstrahlung einer Persönlichkeit aus.

Napoleon Bonaparte wird eine große Ausstrahlungskraft nachgesagt. Er besuchte ein Lager von Pestkranken, ohne angesteckt zu werden.

Diese Aurawellen haben vom Kopf ausgehend eine ganz bestimmte Wellenlänge.

Dr. Curry deutete das so, daß Wellenlängen, die kleiner als 40 cm sind, wärmeempfindlich seien. Wenn sie größer als 60 cm sind, so seien sie kälteempfindlich. Bei Wellenlängen größer als 1 m liegt Krebs vor. Wenn ich mit RAYOTEST in Längsrichtung messe, konnte ich beobachten, daß in etwa **5-10 cm** Abstand vom Körper ein sogenannter *Wellenknoten* entsteht – praktisch gesehen der Anfang der Welle. Die dann folgende Welle, zur einfacheren Erklärung die erste Halbwelle genannt, dreht bei Männern von der Testperson aus betrachtet **rechts-** und vom Tester aus betrachtet **links**herum. Bei Frauen ist die Drehrichtung genau umgekehrt. Diese Welle ist die Geschlechtswelle.

Bei der 2. Halbwelle ändert sich die Drehrichtung, d. h. bei Männern mißt man Rechtsrotation – bei Frauen Linksrotation. Diese Welle zeigt den Gesundheitszustand an.

(siehe Abbildungen auf Seite 113)

Sind die Strahlen von Fernsehgeräten schädlich?

Über diese Frage gibt es ein wissenschaftliches Gutachten, daß das Maß der **Gammastrahlen** (Röntgenstrahlen) so reduziert sei, daß sie nicht mehr schädlich sind. Diese Aussage stimmt - allerdings nur zum Teil. Sie bezieht sich nämlich nur auf Gammastrahlen.

In der Praxis sieht das aber ganz anders aus: Menschen, die berufsmäßig vor einem Bildschirm sitzen müssen, werden gesundheitlich mehr und mehr geschwächt und werden krank. Kopfschmerzen, Benommenheit, Augenkrankheiten sind weit verbreitet. Die Zahl der Krankheitstage steigt rapide an. In Kanada dürfen schwangere Frauen nicht mehr vor Bildschirmen arbeiten.

Auch bei uns ist bekannt, daß das weibliche Bildschirmpersonal täglich mehrere Stunden nach Dienstschluß noch unter Beschwerden zu leiden hat, manche Frauen bekommen sogar keine Kinder.

Auch die Technische Universität in Berlin kommt zu der Schlußfolgerung, daß ein elektrisches Störfeld die Ursache aller Ausfallerscheinungen ist.

Ich habe die Fernsehstrahlung auf verschiedene Arten gemessen:

1. Mit dem Geigerzähler
   Das Ergebnis bestätigt die wissenschaftliche Aussage: Die Gammastrahlen sind normal.

2. Mit dem Oszilloscope
   Es zeigt sich, daß bis zu 1 m Entfernung eine sehr starke Strahlung liegt, die sich bei 4 m Entfernung verliert.

3. Mit Hilfe einer Feldsonde
   Dieses Gerät zeigt in mA die Feldausstrahlung an. Der Bereich bis 10 mA ist nach Aussagen des Herstellers noch zu vertreten. Darüber hinaus wird es kritisch.

   Hierbei zeigt es sich, daß das Feld in unmittelbarer Nähe bis zu 0,5 m einen Wert von 50 mA beträgt, welcher sich dann bis zu einem Abstand von 1 m verliert. Dieses Feld läßt sich durch eine Aluminiumfolie vollkommen abbauen. Mit einem Stoffumhang, der eine Alufolie enthält, welche über einem Draht mit einem Stecker versehen ist und in eine Steckdose gesteckt wird, ist der Raum hinter der Folie vollkommen frei von diesem *elektro-magnetischen* Kraftfeld.

Doch es gibt noch weitere Wellen einer anderen Energieform:

Die elo-magetischen Wellen

Bei der Resonanzmessung zeigte es sich, daß 18 verschiedene Wellen zum Teil mit ganz erheblichen Intensitäten auftreten.

Nachstehend finden Sie die Wellen, die vor Computerbildschirmen austreten und der Gesundheit schaden können. Nach dem Polarisationszeichen + / -, zeigt die 1. Zahl den Skalenwert (Welle) von SANOTRON an. Die 2. Zahl ist ein Maßstab für die Intensität der Strahlung gemessen in Zentimeter (größter Ausschlag nach der Resonanzmethode).

SANOTRON-Wert	cm		SANOTRON-Wert	cm	
− 1	25	Hüfte	± 40	40	Herzzentrum
± 20	40	Hals	± 42	30	Herzscheidewand
± 22,5	30	Zellerneuerung /Tumor	± 45	30	Muskulatur
± 25	35	Verdauung	± 46	25	Durchblutung
− 30	25	Gleichgewicht	± 58	35	Knochenhaut
− 31	25	Appetitregler	± 62	20	Schilddrüse
− 32,5	30	Migräne	± 70	25	Sehzentrum
− 33	30	epileptische Anfälle	± 98	30	Hormonhaushalt, Eierstöcke
± 38,5	50	Herzrhythmus	± 99	20	Adersystem
			± 100	30	Gelenke

Mit Kupferringen lassen sich diese Wellen nur zum Teil auflösen. Mit TV-RAYEX, das auf Celluloidbasis arbeitet, werden die Wellen jedoch restlos aufgehoben.

Die TV-RAYEX-Plakette wird unterhalb des Bildschirms, möglichst mittig angeklebt. Die Wirkung tritt sofort ein. Man kann es sowohl mit RAYOTEST als auch mit einem Pendel messen.

Man fühlt es aber auch, wenn man mit der Hand über den Bildschirm streicht: Die statische Aufladung läßt erheblich nach.

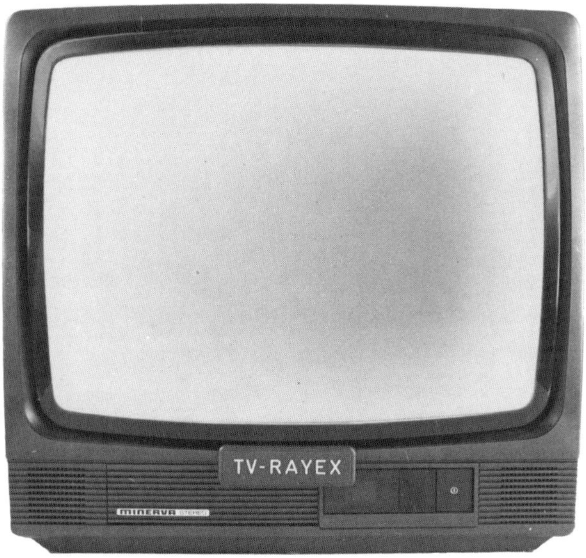

Abb. 59 *TV-RAYEX-Plakette am Fernseher*

Strahlung von Digitaluhren

Ähnlich wie Fernsehgeräte strahlen auch Digital-Leuchtuhren. Die Brummspannung, die mit der Feldsonde gemessen wird, beträgt unmittelbar vor der Uhr 50 mA und nimmt bis auf 0,5 m Abstand bis auf Null mA ab. Die Loadwellenstrahlung geht jedoch viel weiter. Die gemessenen Wellen wirken sich erfahrungsgemäß negativ aus auf:

- *Gleichgewichtszentrum*
- *Herzrhythmus*
- *Blutversorgung*
- *Kreativität*
- *Wirbelsäule*
- *Konzentration*
- *Prostata*
- *Lebensmut*

Wenn man TV-RAYEX unter den Leuchtschirm legt, sind alle Wellen restlos beseitigt. Das bedeutet, daß die schädlichen Wellen absorbiert sind. Das wird uns aus der Praxis immer wieder bestätigt.

Strahlung auf Drehstühlen

In den meisten Büros sind Drehstühle üblich. Neuerdings müssen sie wegen der Standsicherung sogar 5 Speichen besitzen. Das wirkt sich jedoch ungünstiger auf die Strahlung aus. Jede Fußstrebe wirkt wie eine Antenne. Je mehr sie nach Norden ausgerichtet ist, desto stärker ist die Strahlung, vergleichbar mit den Pyramiden der Ägypter.

Was bewirken die Fußspeichen?

Wenn man mit einem Pendel, dem RAYOTEST-Diagnosestab oder mit der Rute über einem Drehstuhl pendelt, so stellt man fest, daß senkrecht über dem Mittelrohr eine starke Linksrotation zu beobachten ist.

Ohne Kräfte gibt es nirgendwo eine Bewegung. Im übertragenen Sinn muß deshalb eine Kraft vorhanden sein, welche die Bewegung des Pendels über dem Sitz verursacht. Tatsächlich kann man mit dem Pendel über fast allen Drehstühlen eine Linksrotation beobachten. Wer diesen Strahlen häufig oder ständig ausgesetzt ist, muß früher oder später mit gesundheitlichen Reaktionen rechnen.

Wenn man einen MINI-RAYONEX unter den Stuhl klebt, ist die Strahlung behoben.

Gold und Silber

Der Brauch, Gold- und Silberschmuck zu tragen, ist uralt. Man findet Gold nicht nur als Schmuck, sondern auch als Grabbeilagen. Dem ägyptischen Pharao Tut ench Amun wurden gleich 3 Hüllen aus Gold um seine Mumie gelegt.

Warum machte man das? Warum trägt man goldenen oder silbernen Schmuck? Gold und Silber sind Edelmetalle. Sie strahlen eine große Kraft aus. Auch Edelsteine strahlen stark. Wenn man sie am Körper trägt, dringt die Strahlung in den Körper ein und belebt den *Bio-Energie-Kreislauf. RAYOTEST* beweist es. Es ist also nicht nur wegen der Zierde, daß man Goldschmuck trägt. Bei der Resonanzmessung zeigt Gold folgende Werte: 4 - 10 - 15 - 17 - 19 - 22 - 27 - 30 - 35 - 37 - 40 und 80. Bis auf den letzten Wert liegen alle im *elotischen* Bereich.

Fast alle sind deckungsgleich mit wichtigen Gehirnwellen, die durch *Erdstrahlung* häufig blockiert werden. Gold hat also für bestimmte Organe eine Heilkraft.

Silber hat die Werte vorwiegend im *magetischen* Bereich: 15 - 18 - 23 - 47 - 48 - 49 - 50 - 60 - 62 - 67 - 70 - 78 - 80 - 85 - 87 - 89 - 91 - 95 - 98.

Manche Menschen können Gold und Silber nicht vertragen. Sie bekommen dunkle Ränder oder Ausschlag.

Die Verträglichkeit kann man ganz einfach mit RAYOTEST oder einem *Pendel* messen: Wenn man neben die Hand den Schmuck legt und den RAYOTEST darüber hält, bewegt er sich: Wenn der Schmuck gut verträglich ist, macht er einen Rechtskreis, je größer der Kreis desto besser.

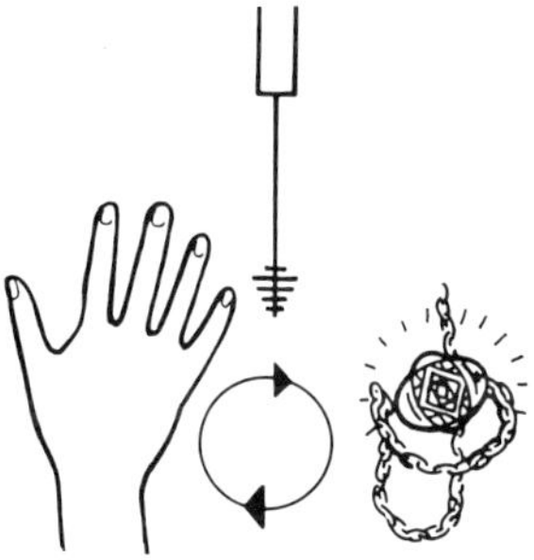

Abb. 60 *gut*

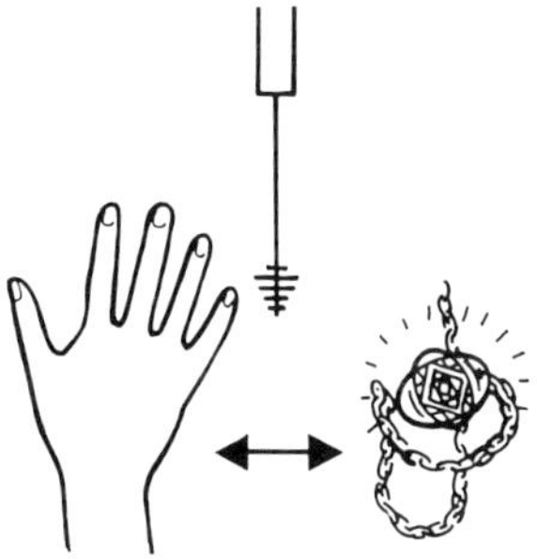

Abb. 61 *verträglich*

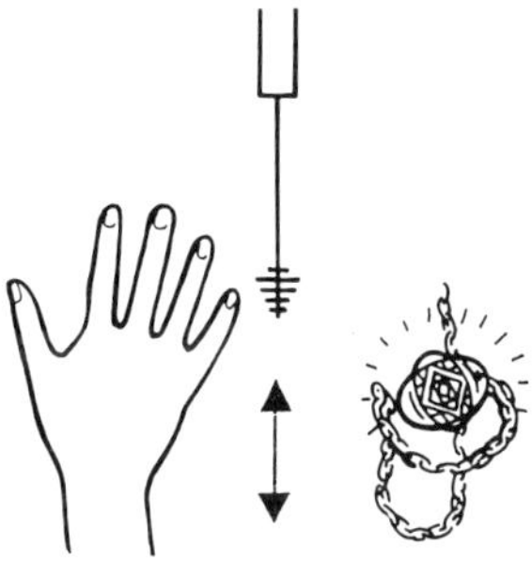

Abb. 62 *schlecht*

Pendelt er zwischen Hand und Schmuck hin und her, so ist eine neutrale Verträglichkeit gegeben. Falls er jedoch zwischen der Hand und dem Schmuck vertikal auf und ab schlägt, kann die betreffende Person den Schmuck nicht vertragen. In gleicher Weise kann man die Verträglichkeit von Steinen testen. Es ist aber auch nicht gleich, wo man Gold und Silber trägt!

Bei Ohrringen wird das Ohrläppchen »gelocht« und darin der Ohrring aufgehängt.

Das Ohr, so hat man herausgefunden, verkörpert in seiner Form den ganzen menschlichen Körper. Es ist so angeordnet wie das Embryo im Mutterleib liegt - mit dem Kopf nach unten. Dabei entspricht das Ohrläppchen dem Kopf. Wenn es an irgendeiner Stelle durch einen Stich verletzt wird, ist das schädlich für den Kopf. Man kann nicht einfach durch den Kopf stechen, ohne ihm Schaden zuzufügen.

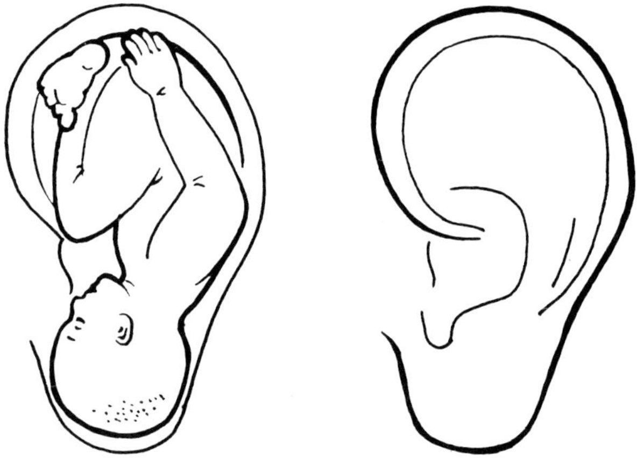

Abb. 63
Die Ähnlichkeit des Ohres mit einem Fötus ist unverkennbar

Wieviele *Blockaden* mögen daher rühren. Die Zukunft wird es zeigen. Trotz steigender Kosten für die Gesundheit werden wir immer kränker. Vielleicht sind die Stiche in den Ohrläppchen mitbeteiligt.

Die Wirkung von Magnetarmbändern

Aus Ostasien werden verstärkt Metallarmbänder angeboten, die mit Magneten bestückt sind. Ein Japaner wurde für diese Erfindung sogar vom japanischen Kaiser ausgezeichnet.

Was ist wirklich daran?
Der *Magetismus* ist ein Verwandter des Magnetismus auf einer bestimmten Wellenlänge. Die Eigenart der Energieträger ist, daß sie (soweit ich es beobachten konnte) auf gleicher Wellenlänge in Resonanz treten und sich dabei beeinflussen lassen können.

Magetismus ist eine rechtsdrehende Kraft. Temperaturmäßig entspricht es *warm, elektrisch* dem Wert *magnetisch,* chemisch dem Wert *sauer,* farblich ist es rot.

Das Leben in einer gesunden Zelle entspricht einem harmonischen Verhältnis zwischen *Elotismus* und *Magetismus* (siehe Abb. 22 auf Seite 54).

Eine überhöhte Dosis des verwandten *Magnetismus* kann auf Dauer nicht helfen. Wenn wir RAYOTEST um ein Urteil bitten, ist das sinngemäß so: Wenn man eine gesunde Testperson zunächst ohne Magnetarmband z. B. vor dem Kopf austestet, bis sich ein gleichmäßiges Pendelbild ausgebildet hat, z. B. ein 10 cm großer, rechtsdrehender Kreis, und ihr dann das Magnetband um einen

Arm legt, so stellt man verblüfft fest, daß sich der Rechtskreis zunächst vergrößert. Jedoch nach ca. 10 Sekunden stoppt die Rechtsrotation, und *RAYOTEST* kreist linksherum - genau die gleiche Zeit: 10 Sekunden lang. Dann kreist er im gleichen Rhythmus wieder rechtsherum. Diese Erscheinung wurde sowohl bei Männern als auch bei Frauen beobachtet.

Die Bilanz lautet:
Durch ein Magnetarmband an einem *geschlossenen Reifen* wird der Bio-Energiekreislauf rhythmisch in einem Intervall von ca. 10 Sekunden verstärkt und abgeschwächt. Die gleiche Pendelbewegung beobachtet man aber auch bei Kreislaufbeschwerden und Schwindelanfällen. Ungünstig ist dabei, daß das Metallband geschlossen ist.

Es wäre besser, die Magnete an einem offenen Armreif anzubringen.

Man darf aber nicht vergessen, daß Schmerz meist in dem Zustand des *Magetismus* auftritt, den man durch Zufuhr von *Elotismus* beheben kann (Südpolmagnete).

Bei föhnempfindlichen Menschen liegt ein Mangel an *Magetismus* vor. In solchen Fällen könnten sich Magnete positiv auswirken.

Als Konsequenz kann man sagen:
Magnetismus ist nur in Fällen von *zuwenig Magetismus und zuviel Elotismus* hilfreich. Solange der Reifen geschlossen ist, wird die ganze positive Wirkung wieder aufgehoben.

Offene Metallbänder muß der *Mann* am *linken* Arm und die *Frau* am *rechten* Arm tragen. Sonst wirken sie schädlich.

Bei Entzündungen hilft Magnetismus. Bei degenerativen Erscheinungen sollte man vorsichtig sein. Die Wirkung wird mit RAYOTEST zwischen den Händen kontrolliert.

Metallarmbänder - die großen Krankmacher

Wie wir wissen, fließt die *Bio-Energie* durch die 3 Kreisläufe. Im Armkreislauf läuft sie aus der Spenderhand (beim Mann aus der rechten Hand) zur Empfängerhand (beim Mann in die linke Hand). Bei Frauen ist es umgekehrt.

Die Bio-Energie hat die Eigenschaft, daß sie durch *geschlossene* Metallarmbänder blockiert wird. Wenn also jemand seine Armbanduhr an einem *geschlossenen Metallband* trägt, *blockiert* er seine eigene *Lebensenergie* in einem starken Maße ab.

Dieses Phänomen wird vollkommen unterschätzt. Wenn man bedenkt, daß heute fast jeder ein geschlossenes Metallarmband trägt, sehe ich darin einen sehr wichtigen Grund dafür, daß die Menschen trotz sprunghaft steigender Gesundheitskosten immer häufiger erkranken.

Die gleiche Erscheinung trifft auch für alle geschlossenen Halsketten aus Metall zu. Das wirkt sich in der *Lebenskraft* negativ aus.

Wenn man RAYOTEST zwischen die parallelen Hände hält, schwingt der Korb wie wir wissen zwischen beiden Händen hin und her.

Dann bewegt man die Hände langsam mehr und mehr auseinander, bis der Korb zum Stillstand kommt.

Diese Distanz kann man mit einem Zentimetermaß messen.

Wenn man ein geschlossenes Metallarmband oder ein Uhrarmband, eine Halskette oder sogar ein Kettchen um den Fuß legt, verringert sich sofort die Entfernung zwischen den Händen bis zum Pendelstillstand auf die Hälfte.

Legt man zusätzlich noch ein Armband oder ein Kettchen an, so wird die Lebenskraft auf 30 % herabgesetzt.

Das bedeutet, daß unsere Lebens-, Widerstands- und Heilkraft durch die Metallringe ganz erheblich geschwächt wird und wir dadurch krankheitsanfällig werden.

Wenn die Ketten unterbrochen sind, tritt keine negative Wirkung dieses Phänomens auf. Für die Uhren sind nichtmetallische Bänder wie z.B. Lederarmbänder ratsam.

Wenn man Halsketten aus Metall durch ein Kunststoffglied unterbricht, tritt ebenfalls keine negative Wirkung mehr auf.

Die Firma RAYONEX liefert solche Zwischenglieder in versilberter und vergoldeter Form, die ohne Umstand in die Ketten eingesetzt werden können.

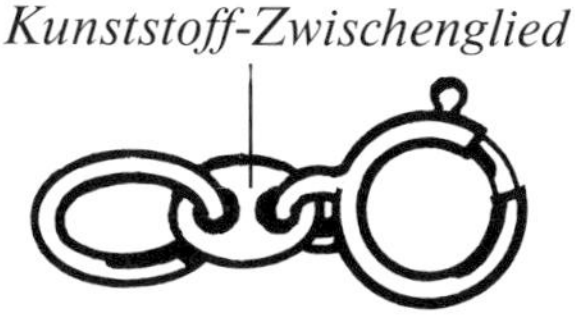

Abb. 64

Kunststoff-Zwischenglied mit versilbertem oder vergoldetem Anschluß

Gummibänder in Socken

Vergleichbar mit den Metallbändern und -kettchen wirken auch **Gummibänder** in Socken. Sie bewirken eine Bio-Energieblockade, jedoch nicht so stark wie Metallringe und -ketten.

Eigenartig ist, daß die Blockade größer wird, je höher die Socken gezogen werden. Wenn das Gummiband um den Knöchel liegt, ist die Blockade erheblich kleiner, als wenn das Gummiband um die Waden liegt.

Was bewirken Kupferarmbänder?

In vielen Zeitungen werden Kupferarmbänder angeboten und die heilsame Wirkung angepriesen. Was ist daran wahr und richtig?

Offene Kupferarmbänder wirken bei Frauen gut, wenn sie am **rechten** Arm getragen werden, am **linken** Arm wirken sie schädlich.

Bei **Männern** ist es **umgekehrt.** Männer müssen das offene Band am **linken Arm** tragen.

Kupfer sendet auf Kanal 10 und 80 im Rhythmus von ca. 15 Sek. abwechselnd positiv und dann negativ und wirkt sich auf Nerven und die Konzentration aus.

Die Wirkung von Fingerringen

Nachdem wir gesehen haben, daß alle geschlossenen Metallringe, Armbänder und Ketten die Lebenskraft ganz erheblich blockieren, erhebt sich zwangsläufig die Frage, ob denn auch Fingerringe einen Einfluß haben.

Das trifft tatsächlich zu, und zwar in ganz unterschiedlicher Form. Je nachdem, ob Mann oder Frau bzw. an welchem Finger ein Ring getragen wird, hat er einen positiven oder negativen Einfluß auf bestimmte Organe. Man kann das in der Form nachprüfen, daß man den Antennenkorb des RAYOTEST vor das betreffende Organ hält und dann den Ring auf die einzelnen Finger steckt und die Veränderung des Pendelbildes beobachtet. Wenn die Rechtsrotation größer wird, ist die Wirkung positiv. Verkleinert sich jedoch die Rotation oder geht die Bewegung in eine vertikale Auf- und Abwärtsbewegung oder in eine Linksrotation über, so ist die Wirkung negativ.

Im Gegensatz dazu fand ich jedoch, daß Ringe auf der rechten oder der linken Hand unterschiedliche Wirkung besitzen und bei Männern und Frauen ebenfalls entgegengesetzt wirken. Ein Ring am Zeigefinger ist positiv für die Verdauung, wenn eine Frau ihn an der **linken** Hand trägt - bei Männern an der **rechten** Hand. In gleicher Weise wirkt sich ein Ring am Ringfinger positiv für Milz und Leber aus, aber nur, wenn er bei Frauen links und bei Männern rechts getragen wird. Im umgekehrten Fall wirkt es blockierend, d. h. negativ. Am kleinen Finger getragen wirkt sich ein Ring auf den Sexualbereich positiv aus, wenn Frauen ihn rechts und Männer links tragen.

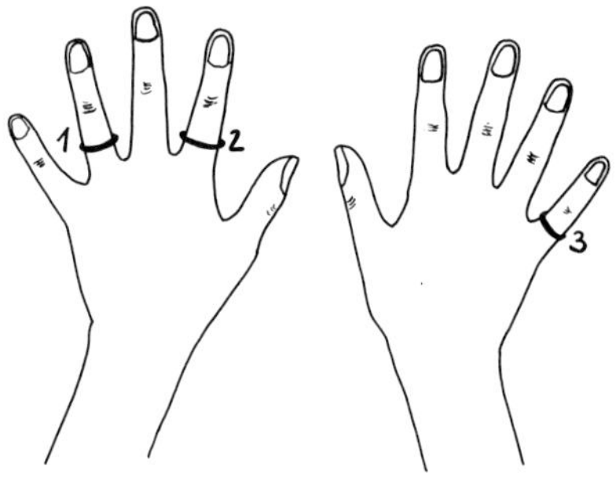

Abb. 65
Bei Frauen:
Ring 1 – gut für Leber und Milz
Ring 2 – gut für Verdauung
Ring 3 – verstärkt sex appeal

Frauenhände

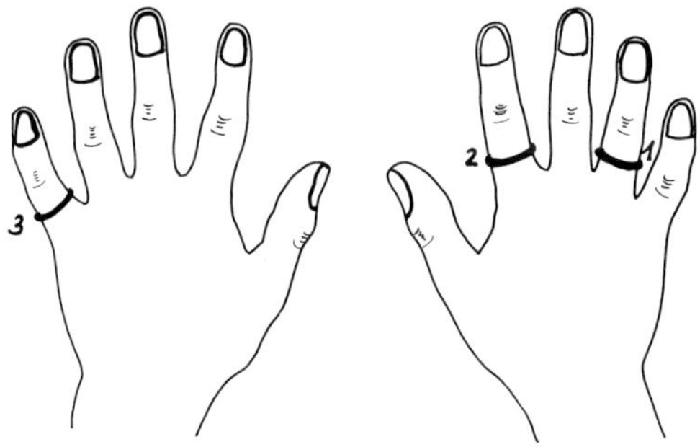

Abb. 66
Bei Männern:
Ring 1 – gut für Leber und Milz
Ring 2 – gut für Verdauung
Ring 3 – verstärkt sex appeal

Männerhände

Positive Wirkung von Ringen

		Mann	Frau
Zeigefinger für	Verdauung	rechts	links
Ringfinger für	Leber/Milz	rechts	links
kleiner Finger für	sex appeal	links	rechts

Brillengestelle und ihr Einfluß auf die Gesundheit

Der Sinn der Brille ist, die Sehkraft des Brillenträgers zu verbessern. Beim Optiker wird dafür die Sehfähigkeit der Augen auf bestimmte Entfernungen getestet, und dann bekommt man eine Brille, durch die man wunschgemäß auf eine bestimmte Entfernung genau sehen kann. Wenn man durch eine Brille sieht, die für die eigenen Augen nicht paßt, fangen die Augen sofort an zu schmerzen. Das weiß jeder, der einmal eine fremde Brille probiert hat.

Es gibt aber noch eine andere Eigenschaft von Brillen, die weitgehend unbekannt ist und trotzdem langfristig gesundheitlichen Schaden bringen kann, ohne daß man es erkennt.

Aus den Untersuchungen konnte ich feststellen, daß alles, was ich mit dem RAYOTEST als linksrotierend messen konnte, einen negativen Einfluß auf die Gesundheit ausübt. Wenn man eine normale Brille mit RAYOTEST ausmißt, so stellt man häufig eine mehr oder weniger starke Linksrotation fest. Die Messung geht ganz einfach vor sich:
Man legt die Brille z. B. auf einen Tisch und richtet den Spiralkorb des RAYOTEST von der Rückseite auf die Brillengläser.

Schlägt der Korb auf und ab, so ist die Wirkung neutral.

Kreist der Korb vom Betrachter aus gesehen im Uhrzeigersinn, so besteht eine positive Wirkung. Kreist er allerdings linksherum, so besteht ein ständig negativer Einfluß. Und das findet man bei verhältnismäßig vielen Brillen. Bei einigen ist ein Glas neutral, das andere ist negativ.

Es spielt keine Rolle, ob das Gestell aus Metall besteht. Bei Kunststoffgestellen konnte ich noch größere Linkskreise als bei Metallgestellen feststellen.

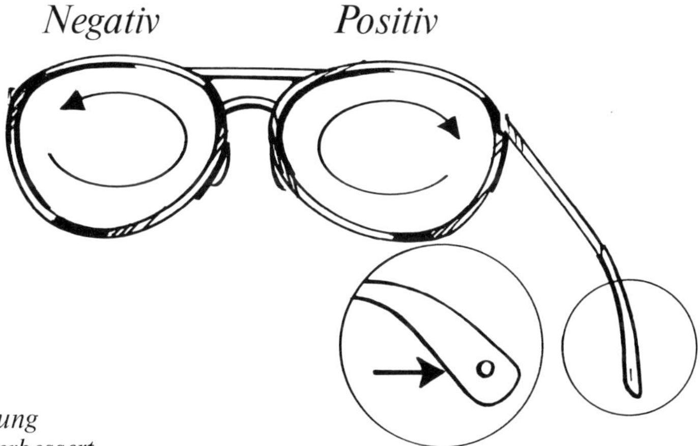

Abb. 67
Eine 2-3 mm-Bohrung im Brillengestell verbessert die Lebenskraft.

Durch einen kleinen Trick kann man die schädliche Wirkung in eine gute Wirkung verändern: Man braucht nur in die meistens verbreiterten Enden der Brillenschenkel eine kleine Bohrung von ca. 2 - 3 mm ∅ zu machen, und wie durch ein Wunder bewirkt die Brille eine wohltuende Rechtsrotation.

Das ist eine kleine Mühe, die sich bestimmt lohnt.

Es wäre interessant zu wissen, wieviel Kopfschmerzen oder andere Blockaden durch Brillen hervorgerufen werden.

Die kleine Bohrung macht aus einer negativen eine positive Einwirkung auf die Gesundheit.

Den Hinweis auf dieses Phänomen erhielt ich von einem alterfahrenen Radiästhesisten, dem ich für seinen Tip danken möchte.

Der Energiekörper an amputierten Gliedern

Sie haben bereits vom *Energiekörper* gelesen, welcher unabhängig vom *physikalischen Körper* existiert, der bei Verletzungen und Operationen unversehrt bleibt, an dem sich die Zellen bei der Heilung orientieren, usw..

Kirlian hatte den Energiekörper eines Blattes fotografiert, wobei er auch noch ein unverletztes Blatt fotografierte, obwohl er das halbe Blatt abgeschnitten hatte.

Die Frage, ob es bei Menschen genau so ist wie bei Pflanzen und wie lange der *Energiekörper* unversehrt bleibt, war damit noch nicht beantwortet. Ich bin diesen Fragen nachgegangen und konnte dabei mit Hilfe des RAYOTEST-Stabes und dem Frequenzsender SANOTRON sehr interessante Beobachtungen machen, die dem interessierten Leser zu denken geben müßten: Ich testete mehrere Beinamputierte, die vor 40 Jahren im Krieg ihren rechten Unterschenkel verloren hatten und seitdem an *Phantomschmerzen* litten.

An ihnen machte ich folgenden Versuch:

Zunächst ließ ich alle geschlossenen Metallringe (Uhrarmband) ablegen und stellte dann mit *RAYOTEST* ihre Lebenskraft vor dem Kopf sowie zwischen den Händen und Füßen fest.

Abb. 68

Lebenskraft 100 %
– ohne geschlossene Metallbänder ist noch ein Pendelausschlag bei vollausgestreckten Armen vorhanden.

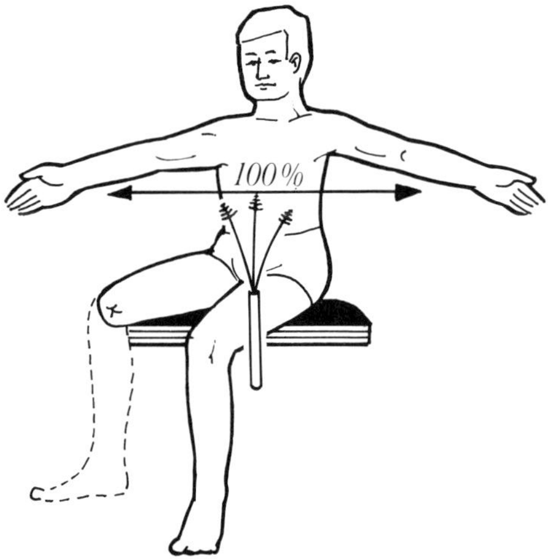

Zur Kontrolle ließ ich sie die Armbanduhr mit geschlossenem Metallarmband umlegen, wodurch der Energiekreislauf etwa halbiert wurde.

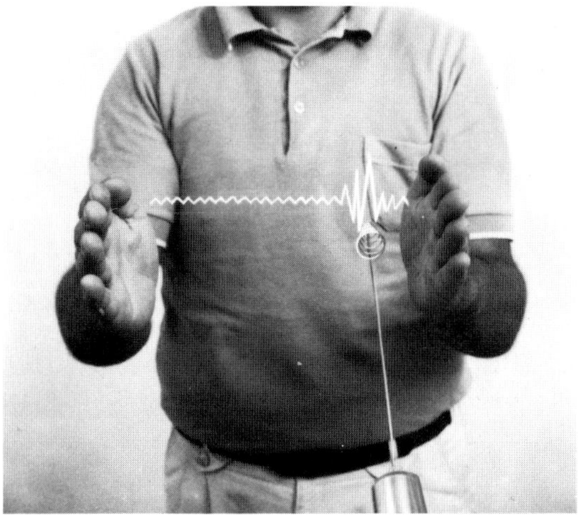

Abb. 69

Dann habe ich das *elo-magetische* Verhältnis zwischen den Händen gemessen. Es stellte sich heraus, daß die Resonanz nicht in der Mitte zwischen den Händen, sondern ganz nahe der linken Hand erfolgte (Abb. 69).

Das bedeutet, das beim Mann die Spannung zu niedrig ist.

Nach Entfernung der Uhr legte ich um den Stumpf des Beines einen einfachen, geschlossenen Messingring von ca. 20 cm ∅. Wie erwartet, halbierte sich auch jetzt der *Energiekreislauf.* Die zwischen den Händen gemessene Lebenskraft war nur noch halb so groß.

Danach entfernte ich den Drahtring von dem Stumpf in Richtung des amputierten Fußes. Der *Energiekreislauf* blieb auch dann gestört, wenn ich den Ring bereits weit von dem Stumpf entfernt hatte. Ich konnte das soweit verfolgen, wie die Länge des noch vorhandenen anderen Beines war. Sobald der Ring darüber hinaus bewegt wurde, normalisierte sich der *Lebensstrom* sofort wieder.

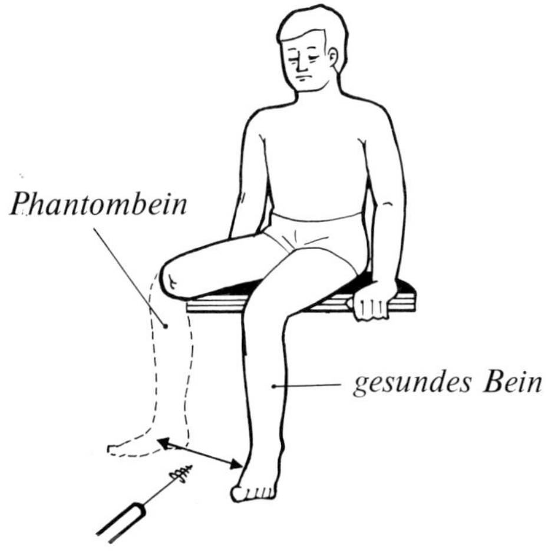

Abb. 70
Messung des Kraftflusses zwischen »Phantombein« und gesundem Fuß.

Dann hielt ich RAYOTEST zwischen das verbliebene und das amputierte Bein, und zwar in Fußhöhe. Dabei zeigte sich, daß der Bio-Energiefluß nach wie vor von der Hacke des rechten Fußes zur Fußspitze des linken Fußes ging, obwohl das Bein am Oberschenkel amputiert war.

Ich bat die Männer, ihre physisch nicht mehr existierenden Beine an eine andere Stelle zu setzen und suchte und fand mit dem RAYOTEST die genaue Lage des Fußes.

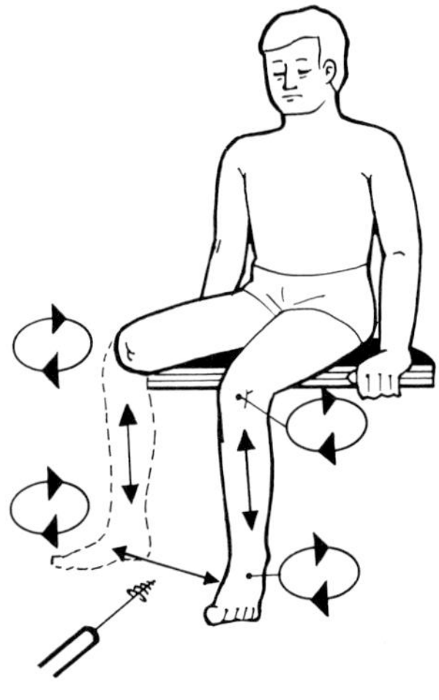

Abb. 71
Pendelbewegung am »Phantombein« wie beim gesunden Bein.

Mit RAYOTEST kann man an jeder Stelle des Körpers bestimmte Bewegungen beobachten. Deshalb fuhr ich mit dem RAYOTEST das physisch nicht mehr vorhandene Bein ab und konnte beobachten, daß sich RAYO-

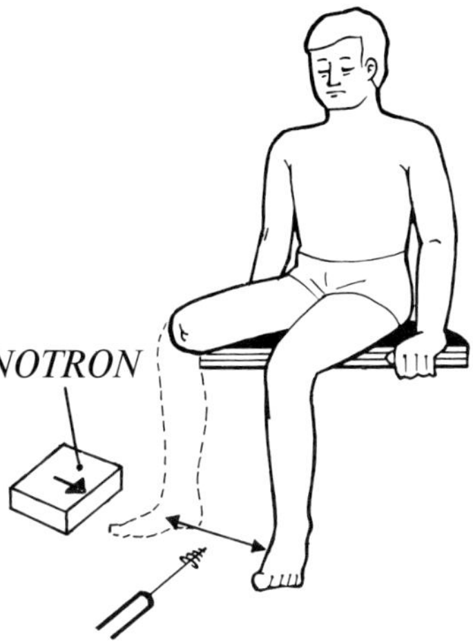

Abb. 72

TEST so verhielt, als sei das Bein noch erhalten, und zwar bis hin zu den Zehen. Als nächstes habe ich durch das Resonanzverfahren mit dem SANOTRON die Blokkade des Stumpfes ermittelt: Es war genau der Kanal 18. Ich hielt RAYOTEST gegen den Stumpf und SANOTRON auf Welle 18 eingestellt in die linke Hand. Dabei zeigte RAYOTEST eine starke Rechtsrotation.

Das bedeutet, daß auf dieser Welle eine starke *Blockade* vorliegt.

Wie bereits beschrieben, lassen sich solche *Blockaden* mit SANOTRON aufheben. Das geschieht üblicherweise dadurch, daß man SANOTRON auf den Kanal einstellt und eine bestimmte Zeit auf das entsprechende Körperteil richtet. Mich interessierte deshalb die Frage, ob es möglich ist, den physisch nicht mehr vorhandenen Körper zu bewellen, um die Blockade aufzuheben.

So richtete ich den SANOTRON nicht auf den Körper, sondern auf den amputierten Fuß. RAYOTEST bestätigte mir, daß es so funktioniert, als sei das Bein noch vorhanden (Abb. 72).

Als ich RAYOTEST zur Kontrolle zwischen SANOTRON und den amputierten Fuß hielt, schlug RAYOTEST stark aus, der Beweis, daß die Energie wirklich floß.

Der Energiefluß erfolgt also in dem Energiekörper, obwohl der physische Körper seit 40 Jahren amputiert ist.

Nach ca. 1 Stunde war die *Blockade* abgebaut, das *elo-magetische* Verhältnis war ausgeglichen. Als Beweis trat die Resonanz nicht mehr nahe der linken Hand sondern mitten zwischen den beiden Händen auf. Das *elo-magetische* Verhältnis war also über dem Energiekörper des amputierten Beines wieder ausgeglichen. Die Phantomschmerzen hörten damit auf. Den gleichen Versuch habe ich an mehreren Beinamputierten mit gleichem Erfolg wiederholt.

Daraus schließe ich:

Es gibt also einen Energiekörper, der auch bei Amputation erhalten bleibt, und zwar unbegrenzt lange.

Es ist möglich, durch kosmische Wellen von entsprechender Wellenlänge auf den *Energiekörper* einen heilenden Einfluß auszuüben, selbst wenn der physische Körper an der Stelle durch Amputation körperlich nicht mehr existiert.

Die betenden Hände

Es ist üblich, beim Beten die Hände zu falten. In religiösen Bildern sieht man Jesus und die Propheten mit zum Himmel ausgestreckten Armen. Auch die Priester beten im Gottesdienst mit ausgebreiteten erhobenen Händen. Hat das eine besondere Bedeutung, oder ist das nur überliefertes Ritual?

Ich habe festgestellt, daß die betende Haltung tatsächlich einen großen Einfluß besitzt: Wenn man bei einer Testperson mit RAYOTEST zwischen den Händen, Füßen und vor dem Kopf die *Lebensenergie* mißt, kann man den

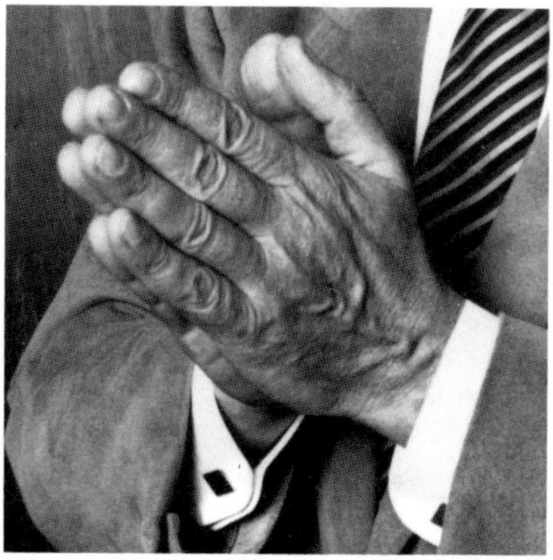

Abb. 73
positiver Einfluß auf Lebenskraft

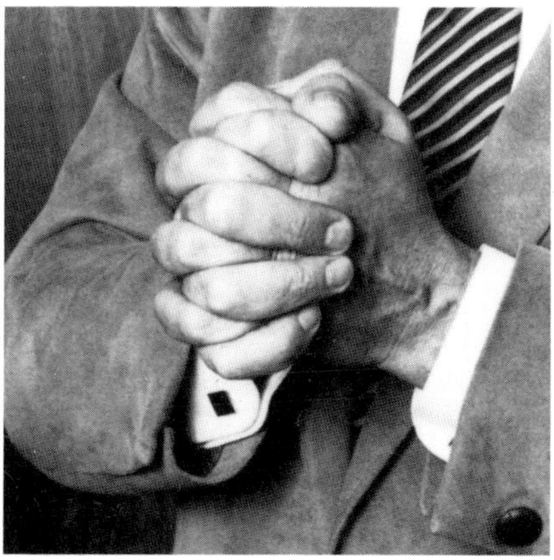

Abb. 74
negativer Einfluß auf Lebenskraft

Pendelausschlag mit einem Maßstab messen. In gleicher Weise kann man den Durchmesser des Rechtskreises vor dem Kopf messen.

Wenn die Testperson dann die Hände - wie beim Beten - flach aufeinanderlegt, so kann man beobachten, daß der Pendelausschlag und auch der Rechtskreis vor dem Kopf erheblich zunehmen.

Bei den ausgestreckten, erhobenen Armen ist der Pendelausschlag noch erheblich stärker.

Beim Händefalten mit verschränkten Fingern nimmt die Lebenskraft ab.

Aus Erfahrung wissen wir, daß eine vergrößerte Rechtsrotation sich positiv auf die *Gesundheit* und das Wohlbefinden auswirkt.

Das Beten hat also auch *bio-energetisch* einen positiven Effekt auf die betende Person.

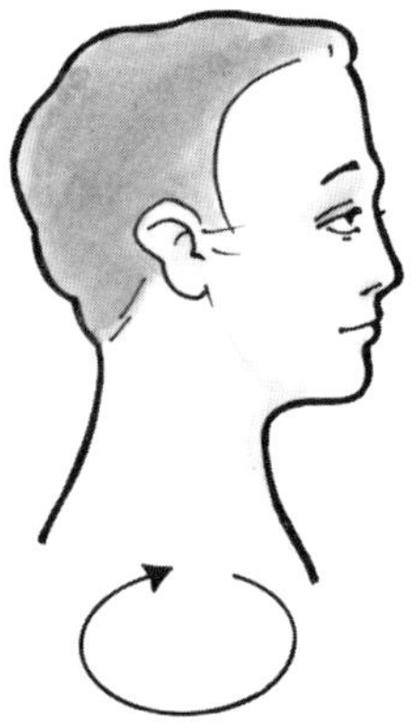

Abb. 75

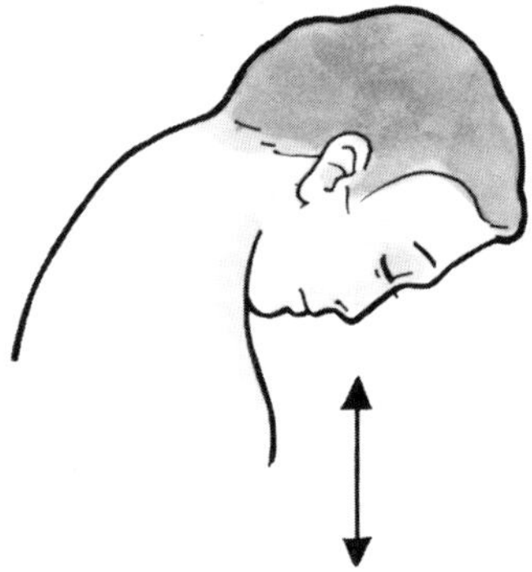

Abb. 76

Ebenso verhält es sich mit der Kopfhaltung.

Wenn man den Kopf nach vorne neigt, wie man es in der Bethaltung oder auch in demutsvoller Stimmung macht, so bricht der Bio-Kreislauf sofort vollkommen zusammen, was vielleicht die Aktivität zügelt. Erfolgreiche Menschen tragen den Kopf immer hoch. Mutlose Menschen lassen den Kopf hängen.

Der Einfluß der Körperhaltung auf die Lebensenergie

Nicht nur die Haltung der Hände hat einen positiven oder negativen Einfluß auf den Bio-Energiefluß, sondern auch die Haltung der Arme und Beine. Wir müssen bedenken, daß die Arme und Beine wie die Schenkel von offenen Hufeisenmagneten sind. Wenn sie sich überschneiden, wird der Kraftfluß beeinflußt.

Beginnen wir zunächst einmal mit den Armen:
Ich möchte nur jeweils die positive Stellung benennen, die entgegengesetzte ist dann immer negativ.

Bei Frauen gilt alles umgekehrt.

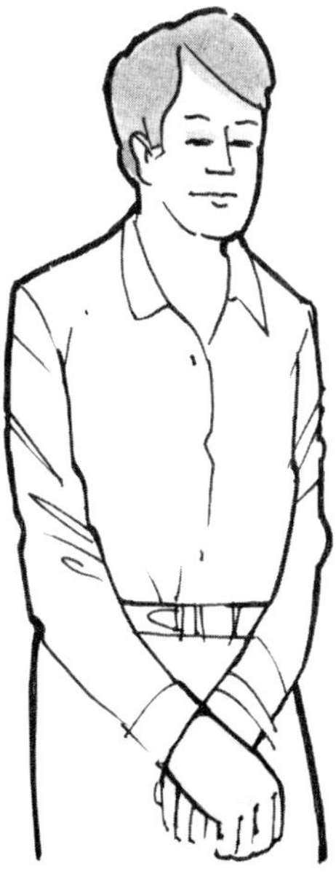

Abb. 77

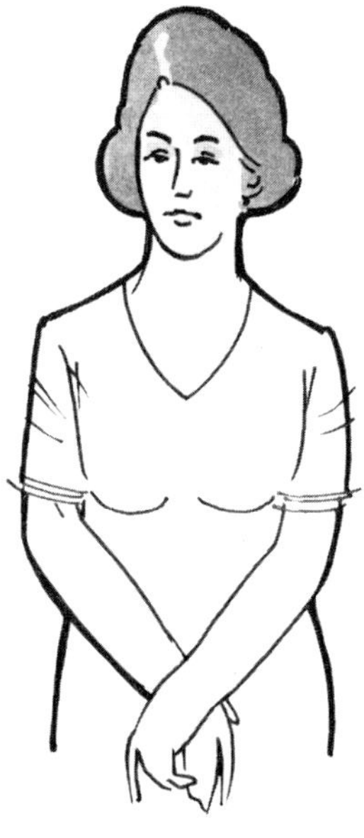

Abb. 78

Stellung 1:

Die Arme hängen herab, und die Hände überkreuzen sich. Dann sollte beim Mann die rechte Hand auf der linken Hand liegen, bei Frauen die linke Hand auf der rechten.

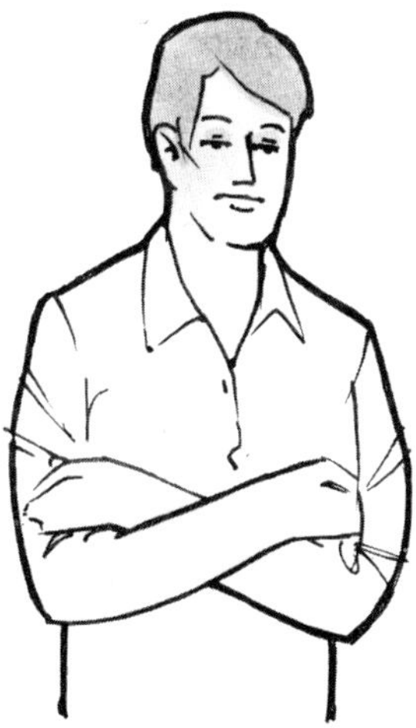

Abb. 79

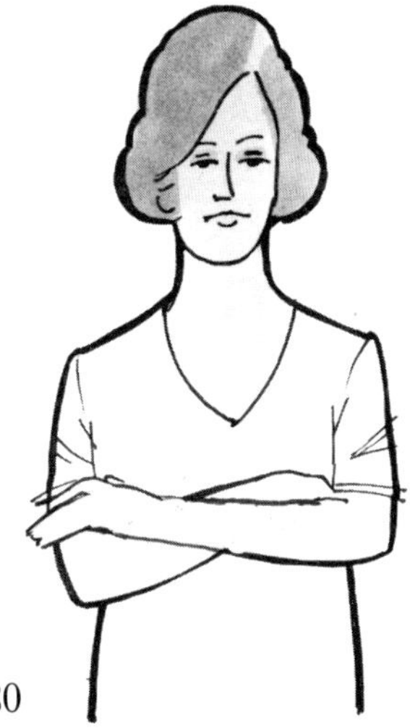

Abb. 80

Stellung 2:

Die Arme sind verschränkt. Dabei sollte der rechte Unterarm beim Mann über dem linken Unterarm liegen.

Bei Frauen sollte der linke Unterarm auf dem rechten liegen.

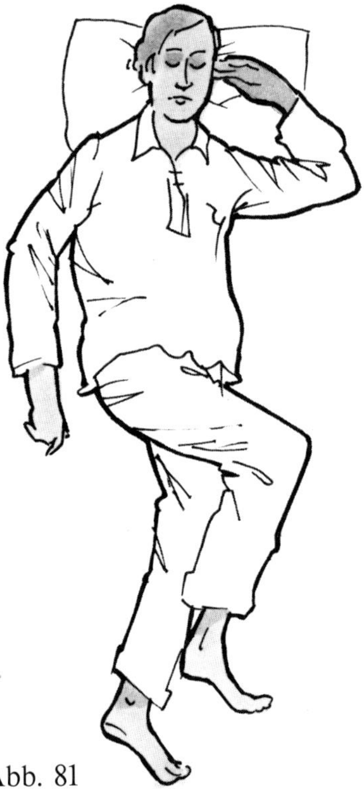

Abb. 81

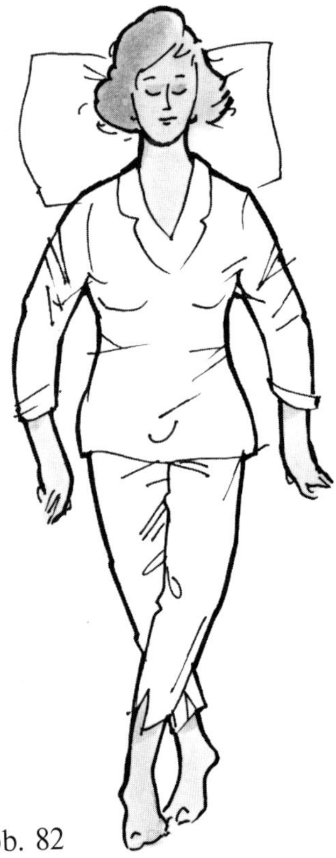

Abb. 82

Stellung 3:

Auch die Beinhaltung wirkt sich positiv oder negativ aus. Egal, ob man die Beine nun beim Sitzen, beim Stehen oder im Schlaf kreuzt, gleichgültig, ob man sie über den Füßen oder den Knien kreuzt. Der Mann sollte immer das rechte Bein über das linke Bein schlagen – und die Frau das linke Bein über das rechte. Von der Richtigkeit kann man sich ganz einfach und schnell überzeugen, wenn man RAYOTEST der Versuchsperson vor den Kopf hält. Dabei stellt sich zunächst ein Rechtskreis von einer bestimmten Größe ein.

Wenn die als positiv beschriebene Haltung eingenommen wird, vergrößert sich der Rechtskreis. Wechselt man jedoch die Haltung, kann man in wenigen Sekunden einen schockartigen Stillstand von RAYOTEST und eine Linksrotation beobachten, das einen negativen Kraftfluß signalisiert.

Es ist überraschend, was alles in unserem Leben eine Rolle spielt.

Die Empfängerhand

In dem Kapitel über die 3 Kreisläufe hatten wir erfahren, daß in dem Körper die Lebensenergie fließt und zwar durch 3 Kreisläufe, von denen der Armkreislauf in diesem Zusammenhang besonders interessiert.

Wie bei einem offenen Hufeisenmagneten fließt die *Lebenskraft* aus dem Brustraum beim Mann durch den rechten Arm und tritt aus der Handwurzel ins Freie, verläuft wie ein Magnetfeld durch die Luft und tritt wieder durch die Fingerspitzen der linken Hand in den Körper und dann durch den linken Arm zurück in den Brustraum. Deshalb nennt man die **linke** Hand die *Empfängerhand.* Bei Frauen ist der Verlauf genau umgekehrt - da ist die Empfängerhand **rechts.**

Es kann aber auch geschehen, daß z. B. durch starke Wellenbelastung die Flußrichtung geändert wird. Dadurch wird das *geschlechtliche Verhalten* geändert (Homosexualität).

Mit Hilfe von *BIOTRON* oder *SANOTRON* ist es möglich, die normale *Bio-Energieflußrichtung* wieder herzustellen.

Wir hatten in dem Kapitel über das *Bio-Energiespektrum* erfahren, daß sich die *Lebenskraft* vergleichbar dem weißen Licht aus einem gleichmäßigen, ungestörten Gemisch der Farben rot-gelb-blau zusammensetzt.

Tatsächlich konnte ich folgende interessante Beobachtung machen: Ich habe - wie in dem Versuch mit dem Medizintest - Farben auf ihre Wellenlänge getestet.

Dabei ergab:

Rot = Skalenwert 80
Gelb = Skalenwert 45
Blau = Skalenwert 10

Wenn ich die Farbe *weiß* teste, spricht RAYOTEST bei 80, 45 und 10 an, d. h. es ist ein Gemisch von rot-gelb-blau.

Da sich unterschiedliche Energieformen, wie z. B. *Magnetismus, Bio-Energie* und Lichtwellen, auf gleicher Wellenlänge in Resonanz bringen lassen, können *Blockaden* auch durch Farben aufgelöst werden, die man in die Empfängerhand gibt.

Gibt man einem Mann ein **rotes** Farbtäfelchen in die linke Hand oder bei Frauen ein **blaues** Farbtäfelchen in die rechte Hand, so kreist RAYOTEST rechtsherum, d. h. es wirkt positiv - ganz allein durch den Farbton. Das *Bio-Energiespektrum* wird weniger gestört. Verwechselt man die Farben, d. h. beim Mann ein blaues Täfelchen in die rechte Hand und bei Frauen ein rotes Täfelchen in die linke Hand, so wirkt es sich schädlich aus, das *Bio-Energiespektrum* wird mit der Zeit zunehmend mehr und mehr gestört. Das funktioniert auch im Dunkeln, d. h. die Farbe strahlt auch im Dunkeln aus.

Doch nicht nur Farben (oder besser gesagt die Wellenlängen der Farben) wirken sich positiv oder negativ aus. Auch Medizin, Lebensmittel und Getränke haben eine Ausstrahlung auf einer oder mehreren Wellenlängen.

Falls man einer Testperson solche Dinge in die Empfängerhand gibt, kann man bereits nach wenigen Sekunden an dem RAYOTEST-Ausschlag sehen, ob es positiv oder negativ wirkt.

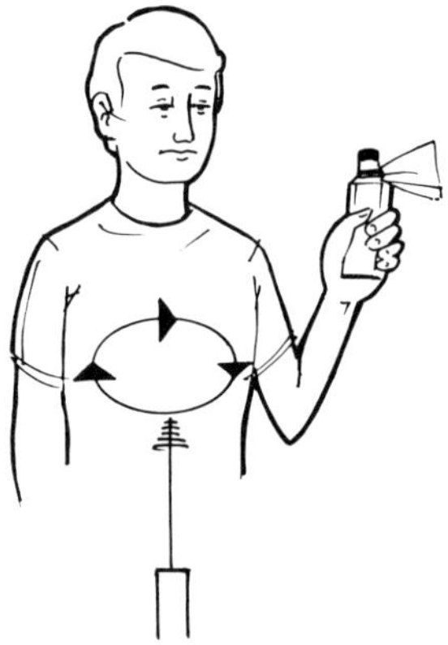

Abb. 83

Ein bestimmtes medizinisches Mittel in der Empfängerhand gehalten, vergrößert vor dem Kopf die Rechtsrotation von RAYOTEST. Vor dem Herzen hat das keinen Einfluß, doch vor der Leber zeigt RAYOTEST eine Linksrotation an. Das bedeutet, daß es sich auf den Kopf positiv auswirkt, auf das Herz ohne besonderen Einfluß ist, die Leber jedoch belastet. Das alles ist in wenigen Sekunden ermittelt. Auf diese Weise habe ich dann getestet, wieviel Tabletten noch verträglich sind, bzw. bei welcher Dosis es der Körper nicht mehr schafft, die Tabletten zu verarbeiten.

Dies geschieht dadurch, daß eine Testperson nacheinander eine oder mehrere Tabletten in die Empfängerhand nimmt. Mit der Anzahl der Tabletten erhöht sich die Strahlung und deren Wirkung auf den Körper. So kann es geschehen, daß die Leber 2 Tabletten als verträglich anzeigt, bei 3 Tabletten jedoch eine Überlastung anmeldet.

Genauso kann man prüfen, wieviel Branntwein für einen gut verträglich ist und ab welcher Menge einem übel wird.

Auch die Verträglichkeit von Metallen läßt sich so feststellen. Legt man z. B. den Schmuck in die Empfängerhand, so kann man über den verschiedenen Organen erkennen, ob sie sich mit dem Schmuck vertragen.

Die Wirksamkeit dieses Phänomens kann man aber auch **ohne** jedes Hilfsmittel vorführen:

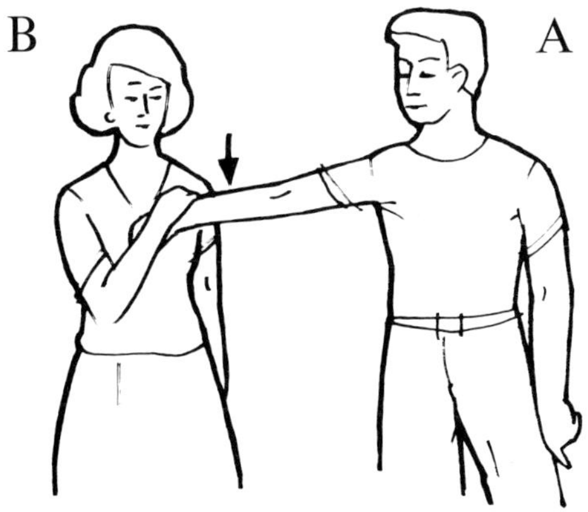

Abb. 84

Man wählt eine ganz besonders starke männliche Person (A) aus. Diese Person (A) streckt den rechten Arm seitlich aus. Eine zweite schwächere Person (B) versucht, den Arm nach unten zu drücken. Das wird sie gar nicht oder nur mit großer Mühe schaffen.

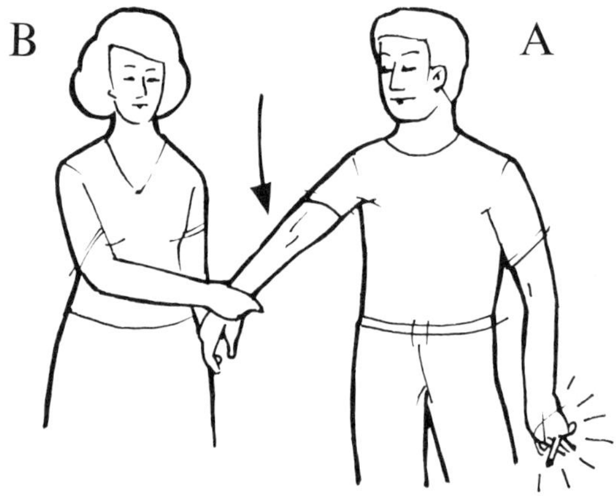

Abb. 85

Dann gibt man der Person A eine Zigarette - es genügt schon eine Zigarettenkippe oder Schachtel - in die Empfängerhand. Nach wenigen Sekunden läßt sich der Arm dann zur größten Verblüffung spielend leicht oder zumindest viel leichter nach unten drücken.

Es funktioniert aber nur, wenn der Tabak in der Empfängerhand ist, in der anderen Hand ist er ohne jede Wirkung.

Der Versuch beweist, daß die Strahlung von *strahlenden Körpern* jeder Art sich über die Empfängerhand auf unser Wohlbefinden auswirkt. Das kann im positiven wie im negativen Sinne sein, wie der Versuch mit dem Tabak beweist.

Den gleichen verblüffenden Erfolg kann man mit weißem Zucker erleben. Bei dem größten Teil der Menschen zeigt *weißer Zucker* mit RAYOTEST gemessen vor der Leber eine stark negative Anzeige (Linksrotation) – ganz besonders bei Krebskranken. *Brauner Zucker* hat diesen negativen Einfluß *nicht.*

Auf dieselbe Art kann man erkennen, daß z. B. die Wirkung von Honig nicht gleich ist: Natürlicher Honig zeigt in der Hand gehalten vor der Leber einen positiven Ausschlag. Honig, welcher durch Fütterung mit weißem Zucker gewonnen wird, zeigt negative Linksrotation.

Auf diese Weise läßt sich auch der Unterschied von biologisch angebauter Nahrung und von Nahrung, die künstlich gedüngt ist, zeigen.

Mit dieser Methode könnte die pharmazeutische Industrie zeitraubende Versuche an Tieren ersparen, indem sie ein Mittel vielen Personen nur wenige Sekunden in die Empfängerhand gibt und mit RAYOTEST die positive oder negative Auswirkung auf die einzelnen Organe beobachtet.

Was bewirkt mangelnde Bio-Energie?

Wenn die *Hypophyse* blockiert ist, sendet sie nur polarisierte Wellen aus und gibt an die nachgeschalteten Drüsen falsche oder gar keine Informationen mehr. Diese Drüsen geben die Informationen genau so entstellt an die nachgeschalteten Organe weiter. Man kann es mit einem Radio vergleichen, wo sich mehrere Sender auf der gleichen Welle gegenseitig stören. Je nach dem Grad der Störung kann die Steuerung teilweise oder ganz ausfallen.

Ich möchte es wieder mit einer Radiosendung vergleichen: Wenn man während einer Nachrichtensendung ein unentstörtes Haushaltsgerät einschaltet, versteht man die Nachrichten schlechter. Solange man den Ortssender mit einer guten Antenne hört, ist dieser so stark, daß man trotzdem noch alles versteht. Hört man jedoch einen fernen Sender, bei welchem man schon die volle Lautstärke eingestellt hat, so wirkt sich die Störung viel stärker aus – man versteht nichts mehr.

Die Sendeleistung des Radiosenders kann man mit der Stärke des Bio-Energieflusses vergleichen: Menschen mit starkem Bio-Energiefluß sind meistens gesund. Je schwächer der Bio-Energiefluß, desto größer ist die Anfälligkeit gegen Krankheiten.

Geschlossene Metallarmbänder und Halsketten setzen

die Lebenskraft spontan auf weniger als die Hälfte herab. Das kann man in Sekundenschnelle mit RAYOTEST beobachten.

In einem mir bekannten Fall bekam ein sehr gesundes Mädchen ein Halskettchen geschenkt. Seitdem war sie plötzlich grippeanfällig und hatte häufig Schnupfen. Als ich ihr von der Wirkung der Kette auf die Bio-Energie erzählte und sie die Halskette ablegte, verschwand der Schnupfen sofort und damit auch ihre Anfälligkeit.

Der Körper ist in einem bestimmten Rahmen in der Lage, diese *Blockaden* auszulöschen. Wie das funktioniert, will ich im folgenden Kapitel beschreiben.

Die Ausgewogenheit der Bio-Energie

Man kann beobachten, daß einige Menschen - nennen wir sie Typ A - sehr gesund sind und selten krank werden und bei denen Wunden sehr schnell heilen. Sodann gibt es Menschen, Typ B, die fast ständig krank und anfällig gegen jede Ansteckung sind. Den Unterschied kann man mit RAYOTEST aber auch mit jedem kleinen *Pendel* zwischen den Händen messen. Je größer der Ausschlag, desto stärker ist die Lebenskraft und auch die Widerstandskraft gegen Krankheiten.

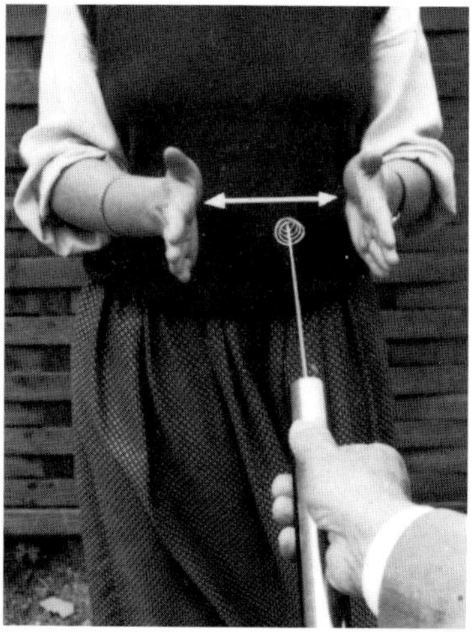

Abb. 86

Bei schwachen, anfälligen B-Menschen ist der *Bio-Energiefluß* manchmal gleich Null. Das läßt sich schon mit dem BIOTRON-Gerät verbessern: Man hält ca. 30 Minuten lang den Strahlenaustritt gegen die Empfängerhand. Dann ist der *Bio-Energiefluß* wieder normal wie bei einem gesunden Menschen.

Die Kraft muß ausgewogen sein zwischen *elotisch* und *magetisch*. Auch das kann man mit RAYOTEST feststellen. Wenn die Resonanz nicht mitten zwischen den Händen, sondern mehr zu einer Hand erfolgt, ist man mehr oder weniger *elotisch* oder *magetisch* geladen.

Mit Hilfe von SANOTRON kann man das auch ausgleichen, indem man bei zu wenig *Elotismus* die Frequenz 10 in die Empfängerhand strahlt. Im umgekehrten Fall (z. B. bei Föhn) strahlt man die Frequenz 80 in die Empfängerhand, und zwar etwa 15 Minuten lang, je nach Maß der Verschiebung.

Die neutrale Welle liegt auf Skala 45. Mit dieser Welle kann man sich gut aufladen. Schmerzen treten fast immer im *magetischen* Bereich auf. Deshalb lassen sich z. B. auch schon mit BIOTRON verblüffend gut Schmerzen beseitigen, weil diese Welle in Stellung II *elotisch* ist und den *elo-magetischen* Ausgleich bringt.

Mit SANOTRON kann man zusätzlich jede einzelne Frequenz in den Körper senden und dadurch die blockierten Leitungen - bildlich gesprochen - wieder reinigen und freimachen. Das dauert bei den Kopfdrüsen und starken *Blockaden* ca. 1½ Stunde. Die anderen *Blockaden* der

Organe benötigen ca. 20-30 Minuten. Dann sind die Leitungen aber auch wieder wirklich frei.

Wenn man Medikamente zu sich nimmt, wird auch die Wellenstrahlung des Medikaments *für eine bestimmte Zeit* in den Körper gebracht, welche das *Bio-Spektrum* auffüllt und die Blockaden überbrückt.

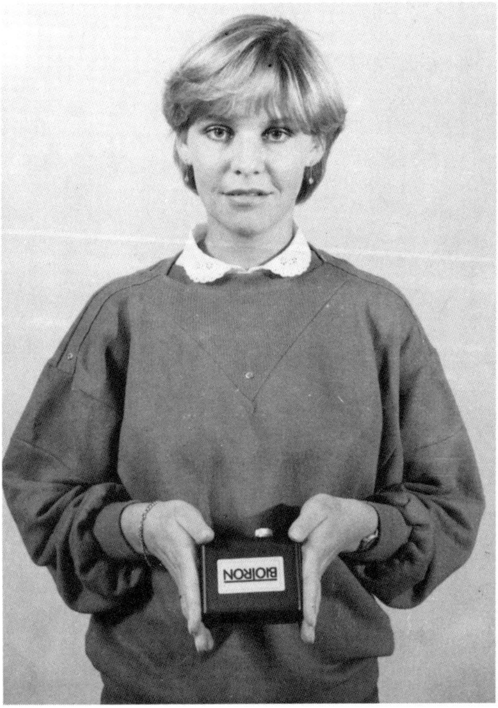

Abb. 87
BIOTRON in der Empfängerhand verstärkt den Bio-Energie-Kreislauf

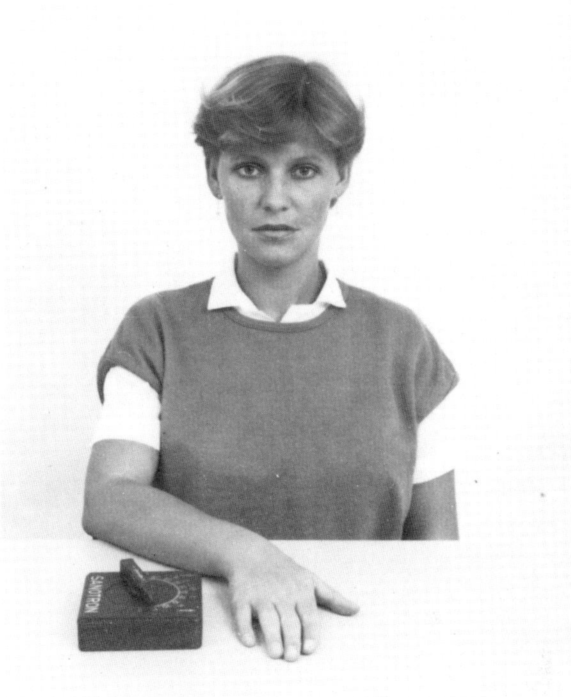

Abb. 88

SANOTRON-Bestrahlung in Empfängerhand.
Eine Überwellung ist nicht möglich.
Deshalb kommt es auf ein paar Minuten nicht mehr an.

Medizin ist jedoch nur der Ersatz für eine ausgefallene Welle im *Bio-Spektrum,* die normalerweise durch die vorgeschalteten Drüsen geliefert werden müßte. Sobald die Strahlung vom Körper verbraucht ist, hört die Wirkung auf. Besser ist, die *Blockaden* der vorgeschalteten Drüsen aufzuheben, damit der Körper die benötigten *Bio-Wellen* wieder selbst in ausreichender Menge produzieren kann. Mit SANOTRON kann man das erreichen.

Was ist die Selbstheilungskraft?

Üblicherweise heilt sich der Körper nach einer bestimmten Zeit von selbst. Der Selbstheilungsprozeß könnte so verstanden werden, daß die *Bio-Energiekräfte,* die beim A-Typ stärker fließen als beim B-Typ, auch schneller durch die Kreisläufe fließen und die den *Blockaden* (Löschungen) benachbarten Wellen immer mehr die Lücke auffüllen und mit der Zeit schließen, bis das Spektrum wieder löschungsfrei ist. So ließe sich dann auch erklären, weshalb bei dem Typ A die Heilung schneller erfolgt als beim Typ B, weil durch den höheren *Bio-Energiefluß* die Auffüllung schneller erfolgen kann.

Wie kann man die Selbstheilungskraft unterstützen?

Die Konsequenz müßte sein, daß man zur Beschleunigung des Heilungsprozesses zunächst den *Bio-Energiefluß* steigern muß. Das kann man z. B. durch biologische Kost, welche auch viel *Bio-Energie* liefert.

Viel einfacher geht es mit BIOTRON oder SANOTRON, die die Original-*Bio-Energie* direkt über die Empfängerhand in den Kreislauf einspeisen.

Es müßte weiterhin dazu gehören, durch *Entstörgeräte* die schädlichen Wellen, die durch *Blockaden* die eigene Energieversorgung stören, zu neutralisieren. Sodann müßten die *Blockaden* im Gehirn und in den Drüsen durch SANOTRON aufgehoben werden, damit im Körper wieder ausreichend *Bio-Energie* fließt, und zwar in einem **löschungsfreien** *Bio-Energiespektrum.*

Wie lange hält die Wirkung an?

Die oft gestellte Frage, wie lange die Wirkung anhält und wie oft die Bewellung wiederholt werden muß, beantworte ich gern mit folgendem Vergleich: Wenn man einen Nagel im Schuh hat, bekommt man mit der Zeit an dieser Stelle eine Entzündung am Fuß. Wenn die Entzündung abgeklungen und verheilt ist, bekommt man an der gleichen Stelle immer wieder eine Entzündung, falls man wieder denselben Schuh anzieht und den Nagel nicht herauszieht.

Es gibt *keine Krankheit ohne Ursache,* so wie es ohne den Nagel im Schuh keine Entzündung gibt.

Wir wissen, daß für fast alle Krankheiten die konzentrierten kosmischen Wellen mitverantwortlich sind. Das bedeutet, daß man zunächst einmal die Erdstrahlenkonzentrationen auflösen muß, wenn man nicht Gefahr laufen will, daß dieselbe Krankheit immer wiederkommt.

Die Magnetopathie

So nennt man eine Heilungsmethode, bei welcher der Magnetopath seine beiden Hände auf den Körper eines Kranken hält und ihn auf diese Art heilt. Diese Art und Weise ist aus der Bibel hinlänglich bekannt. Jesus heilte viele Kranke durch Auflegen der Hände. Seine Jünger machten es ihm nach. Diese Heilung war in der Urkirche üblich. Die Kraft wurde auf die Priester übertragen. Auch Könige wandten die Heilkraft an. Von dem französischen König Ludwig XIV wird gesagt, daß er durch Handauflegen heilte.

Im Jahre 1750 sorgte der Wiener Arzt Dr. Messmer für Schlagzeilen in Paris, als er den **animalischen Magnetismus** lehrte (geistiger Magnetismus). Er hatte wunderbare Erfolge mit seinem Holzzuber, wo die Kranken Eisenstangen anfassen mußten. Leider scheiterte Messmer mit seiner Idee an einem Gutachten, das der König in Auftrag gegeben hatte: Von einem seiner Schüler wurde an 20 Personen ein Test gemacht. Die Hälfte der Testpersonen spürte eine Besserung – die andere Hälfte spürte nichts. Dadurch wurde die wunderbare Idee als Schwindel erklärt. Dr. Messmer mußte als *Scharlatan* Paris verlassen. Warum?

Dr. Messmer hatte einen kleinen Fehler gemacht, den man heute kennt: Er wußte nicht, daß die Lebenskreisläufe von Mann und Frau entgegengesetzt verlaufen,

d. h. man muß bei Frauen alle Manipulationen genau umgekehrt machen wie beim Mann. Wenn man das nicht beachtet, bewirkt man genau das Gegenteil.

So scheiterte ein Genie an einem wissenschaftlichen Gutachten. Das sei zu seiner nachträglichen Ehrenrettung gesagt.

Heute kennt man den Begriff der *Geistheiler.* In England gibt es ca. 20 000 Geistheiler, die Kranke in religiösen Versammlungsräumen durch Handauflegen öffentlich heilen. Sie gehen auch in Krankenhäuser und übertragen den Kranken heilende Kräfte.

Im Deutschen Fernsehen wurden schon Filme über diese Phänomene ausgestrahlt (SWF), in denen man sehen konnte, wie unheilbare Hautkrankheiten verschwanden, wie Lahme wieder gehen lernten und verkrüppelte Wirbelsäulen gerade gerichtet wurden. Auch über Magnetopathen in Deutschland wurde berichtet und daß diese Heilungsart, falls sie nicht von Ärzten und Heilpraktikern durchgeführt wird, mit Strafe bedroht wird. Leider sind die Menschen, die diese Kräfte besitzen, nicht immer Ärzte oder Heilpraktiker. Und deshalb müssen viele Menschen auf eine mögliche Heilung verzichten, weil das Gesetz es verbietet.

Magnetopathen besitzen eine besonders starke *Lebenskraft:* Doch eigentlich müßten alle gesunden Menschen, bei denen man mit RAYOTEST oder dem *Pendel* zwischen den Händen starke Ausschläge bekommt, in der Lage sein, Schwächeren *Lebensenergie* zu übertragen.

Der Magnetopath sollte auf keinen Fall ein Metallarmband oder eine Metallhalskette tragen, weil dadurch sein eigener Energiefluß sehr stark gebremst wird. Magnetopathen können durch einen geistigen Willensakt, eine besondere Atemtechnik und einen inneren Druck auf das Sonnengeflecht diese Kraft sehr verstärken. Die vom Magnetopathen übertragene *Lebenskraft* umfaßt das gesamte *Bio-Energiespektrum.*

Bei dieser Kraftübertragung vermischen sich die Kräfte: Der Kreislauf des Kranken wird verbessert, bestimmte *Blockaden* werden abgebaut. Der Spender verliert dabei Lebensenergie, und sein *Bio-Energiespektrum* nimmt die Blockaden des Kranken auf. Das kann er wieder dadurch beheben, indem er seine Hände ca. 5 Minuten lang unter fließendes Wasser hält.

Bei Empfängern des anderen Geschlechts, d. h. Mann und Frau, müssen sich die Arme kreuzen. Falls man das nicht beachtet, kann man den *Bio-Kreislauf* des schwächeren Empfängers zum Stillstand bringen oder sogar umpolen.

Bei homosexuellen Männern, bzw. bei lesbischen Frauen, ist der Bio-Energiefluß umgekehrt wie normal. Auch das muß berücksichtigt werden. Auf diese Weise läßt sich aber auch eine Umpolung durchführen.

Da die Steuerung der Gesundheit im Kopf erfolgt, und *Blockaden* im Kopf sehr häufig für viele Krankheiten mitverantwortlich sind, spielt die *magnetopathische* Behandlung des Kopfes eine große Rolle. Hierbei ist wiederum die Fließrichtung von großer Bedeutung.

Beim Mann fließt die *Bio-Energie* vom Hinterkopf zur Stirn - bei Frauen von der Stirn zum Hinterkopf. Deshalb muß ein männlicher Magnetopath seine rechte Hand bei einem männlichen Patienten an den Hinterkopf und die linke Hand vor die Stirn halten, damit sein *Bio-Energiefluß* - von der rechten zur linken Hand mit dem *Bio-Energiefluß* vom Hinterkopf zur Stirn übereinstimmt.

Bei Frauen als Empfänger muß er die rechte Hand gegen die Stirn und die linke Hand gegen den Hinterkopf halten.

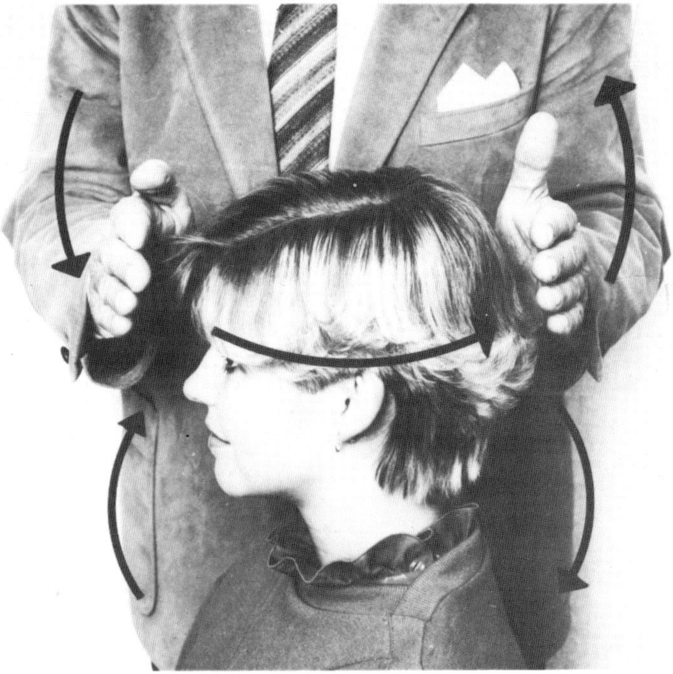

Abb. 89

Wie funktioniert Magnetopathie?

Wir gehen wieder von den 3 Energiekreisläufen aus: Zwischen den beiden Händen besteht, vergleichbar mit den Schenkeln eines Hufeisenmagneten, ein Kraftlinienfeld, das man mit RAYOTEST sichtbar machen kann.

Wenn man einen Gegenstand zwischen die beiden Handflächen hält, so dringt diese *Lebenskraft* durch diesen Körper. Nimmt man ein Glas Wasser, so lädt es sich mit Lebensenergie auf. Begießt man Blumen damit, so wachsen sie besser, Schnittblumen halten länger.

Hält man eine Kugel aus Alu-Folie in der Hand, so speichert sich die Energie und zeigt dabei sogar jede Blockade bei der Resonanzmessung an. Man kann natürlich auch einen Kopf zwischen die Hände nehmen und die Lebensenergie durch den Kopf leiten. Dadurch werden die Leitungen des *Energiekörpers durchgespült,* werden wieder frei gemacht. Allerdings muß man darauf achten, daß die Fließrichtung mit der Fließrichtung der Empfängerenergie übereinstimmt.

Betrachten wir das an einem Beispiel: Beim Mann ist in der rechten Hand (+) und in der linken Hand (–). Wenn ein Mann einem anderen Mann *Bio-Kraft* übertragen will, muß er mit seiner rechten Hand die linke Hand des Empfängers fassen und umgekehrt. Dazu ist ein Kreislauf geschlossen.

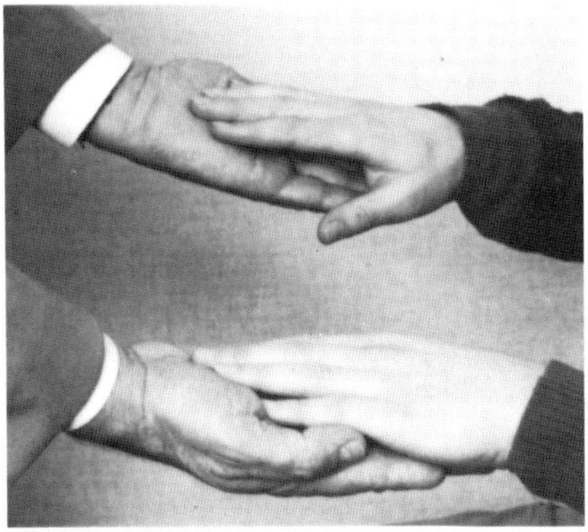

Abb. 90
Gleichgeschlechtliche Bio-Energieaufladung

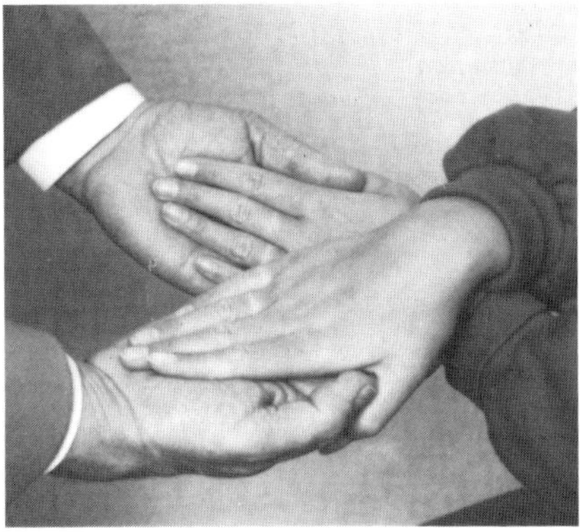

Abb. 91
Ungleichgeschlechtliche Bio-Energieaufladung

Der gesunde Spender leitet seine starke und gesunde *Lebenskraft* durch den schwachen bzw. durch *Blockaden* geschädigten *Bio-Kreislauf* des Kranken.

Auch wenn man heute BIOTRON und SANOTRON-Frequenzsender hat, die gezielte Blockaden aufheben können, so sollte trotzdem die wunderbare Kraft der Magnetopathie nicht ungenutzt gelassen werden. Sie kostet nichts - ist für gesunde und robuste Menschen jederzeit vorhanden und hat chemisch keine nachteiligen Begleiterscheinungen.

Die Steuerung des Haarwuchses

Gesunde Haare wachsen nur auf gesunder Haut. Die Haut ist ein Organ, das viele Aufgaben zu erfüllen hat. Steuerungsmäßig ist Haut jedoch nicht gleich Haut. Besonders im Kopfgebiet wird die Haut auf ganz unterschiedlichen Wellen gesteuert. Dementsprechend ist auch die Versorgung der Haare sehr unterschiedlich.

Die Haut wird allgemein auf Kanal 81,5 gesteuert. Im Kopfbereich dagegen weichen die Wellenlängen vollkommen ab. So liegt der Gesichtsunterteil z. B. bei Akne auf Kanal 92. Die Stirnpartie dagegen liegt auf Kanal 93. Wenn dort eine Störung vorliegt, bekommt der Mann die sogenannten *Geheimratsecken.*

Der obere Kopfbereich wird auf Kanal 85 gesteuert. Durch Bewellung mit Wellen auf Kanal 85 lassen sich dünne Haare wieder verstärken.

Man kann den Erfolg schon vorher mit RAYOTEST auf dem Kopf messen:
Während der Korb normal über dem Kopf nur vertikal auf und ab schlägt, beginnt er sofort im Uhrzeigersinn zu kreisen, wenn man SANOTRON, auf Kanal 85 eingestellt, gegen die linke Hand hält. Interessant ist vielleicht, daß alle besonders bekannten Haarwuchsmittel eine mehr oder weniger starke Resonanz auf Kanal 85 bewirken.

Sie haben also in einem bestimmten Rahmen eine haarwuchsfördernde Wirkung.

Diese Wirkung ist jedoch, wie man aus der Praxis weiß, nur begrenzt. Die haarwuchsfördernde Wirkung kann man unterstützen, indem man dem Körper kosmische Energie der Wellenlänge 85 in Verbindung mit einem Haarpflegemittel zuführt.

Die Wirkung wird dadurch wesentlich verstärkt.

Haarpflege

Die Tönung der Haare wird auch mit Bio-Energie gesteuert, und zwar auf der Welle 89. Wenn diese Leitung blockiert ist, färben sich die Haare grau. Mit der Welle 89 kann man vorbeugen. Allerdings handelt es sich um eine Negativblockade. Diese kann man nicht in der gewohnten Weise auflösen, sondern nur über den Armkreislauf.

Der SANOTRON-Sender wird dabei nicht in die Empfängerhand, sondern in die Spenderhand gehalten, d. h. bei **Männern** in die **rechte** Hand und bei **Frauen** in die **linke** Hand.

Fettiges Haar bekommt man, wenn die Bauchspeicheldrüse nicht richtig funktioniert.

Abhilfe schafft SANOTRON auf Kanal 52 in die Empfängerhand gestrahlt, eventuell in Verbindung mit einem entsprechenden Präparat, was auf der Kopfhaut aufgetragen wird. Unter Umständen ist die Hirnanhangdrüse-Vorderlappen, die die Bauchspeicheldrüse auf Kanal 98 steuert, blockiert.

Diese Drüse ist sehr hartnäckig. Es dauert bei starken Blockaden bis zu einer Stunde, um sie zu öffnen.

Schuppige Kopfhaut deutet auf eine schlechte Lebertätigkeit hin.

Welle 56 in Verbindung mit einem Antischuppenmittel wirkt besonders intensiv. Die Leberfunktion kann durch die Thymusdrüsen auf Kanal 79 und 69 oder der vorgeschalteten Hirnanhangdrüse Hypophyse-Vorderlappen Kanal 98 verursacht sein.

Es schadet nicht, wenn man diese Kanäle wieder einmal entblockt.

Die Bettenuntersuchung mit Rute, Pendel und RAYOTEST

In der Betrachtung über *Wünschelruten* hatten wir gesehen, daß die meisten einfachen *Ruten* nur ganz bestimmte Wellenlängen anzeigen und daß die Wellenlängen - vergleichbar wie beim Radio - auf ganz unterschiedlichen Wellenlängen und sehr unterschiedlicher Intensität liegen. Vergleichbar mit Störsendern im Rundfunk muß praktisch jede einzelne Welle entstört werden. *Entstörgeräte* müssen also auf vielen Wellenlängen senden, um die störenden kosmischen Wellen zu neutralisieren.

Viele auf dem Markt befindlichen Entstörgeräte senden, wie man nach der geschilderten Resonanzmethode ausmessen kann, nur 2-8 Wellenlängen von 100 möglichen. Das bedeutet, daß sie lediglich 2-8 Wellen treffen, je nachdem wieviele Wellen überlagert sind; bei anderen Verhältnissen jedoch vollkommen versagen. Sie arbeiten nach dem System des Magneten.

Magneten liegen mit dem Nordpol auf Welle 80 (Welle der Konzentration) und auf Welle 10 (Welle der Nerven).

Eine Auskunft gibt der *Pendel,* den etwa 15 % der Menschen benutzen können, oder gute Radiästhesisten. Der Diagnosestab RAYOTEST zeigt alle Frequenzen durch ein Auf- und Abschwingen je nach Intensität der Strahlenstärke an.

Wenn man den Antennenkorb des RAYOTEST z. B. über das Kopfkissen eines Bettes hält und sich darin *Erdstrahlenkonzentrationen* befinden, schlägt der Korb auf und ab.

So kann man dann das ganze Bett untersuchen. Man wird feststellen, daß an den Stellen, wo *RAYOTEST* am stärksten ausschlägt, gesundheitliche Probleme auftreten - besonders, wenn man schon längere Zeit dort schläft. Manchmal dauert es viele Jahre, bis sich eine Krankheit einstellt, manchmal jedoch nur ½ Jahr.

Was hat es mit sogenannten *Krebshäusern* auf sich?

Es wird häufig von sogenannten *Krebshäusern* gesprochen, in denen im gleichen Bett eine Generation nach der anderen an Krebs gestorben ist. Früher glaubte man deshalb, Krebs sei vererblich. Nicht der Krebs ist vererblich, sondern die Krebshäuser und Krebsbetten sind dafür verantwortlich. Wie soll man sonst verstehen, daß die eingeheirateten Ehepartner ebenfalls Krebs bekommen? In der gleichen Art werden viele andere Krankheiten verursacht.

Ich glaube, daß ich auch den Grund dafür gefunden habe, weshalb in dem einen Bett z. B. Migräne und im anderen Fall Rheuma auftritt.

Der ganze Mensch, jedes Organ und jede einzelne Zelle werden vom Gehirn als Sendezentrale ständig mit Informationen versorgt und auf diese Art und Weise gesteuert. Die Nachrichtenübermittlung erfolgt in dem Energiekörper mit Hilfe der Bio-Energie, deren Energie die *Loads* sind, und zwar auf unterschiedlichen Wellenlängen, vergleichbar mit modernen Telefonkabeln, bei denen man auf einem Draht mehrere hundert Gespräche gleichzeitig führen kann. Die Natur kennt dieses Nachrichtensystem schon viele Millionen Jahre.

Im Körper wird die Zellteilung auf dem SANOTRON-Kanal (–) 22,5 vom Gehirn aus gesteuert. Wenn diese

Steuerleitung durch *Störsender* sehr stark blockiert wird, vermehren sich die Zellen unkontrolliert. Das nennt man *Krebs.*

So gibt es Störzonen, die die sogenannte *Krebswelle* verstärkt senden, wie man mit der *Loadografie* messen kann.

Wenn man diesen *Krebswellen* je nach Intensität längere Zeit ausgesetzt ist, erfolgt eine Blockade dieser Steuerleitung, die von der Epiphyse zum Zellerneuerungszentrum führt, das sich mitten über der Stirn ca. 2,5 cm über dem Haaransatz befindet.

Wer wenig Lebensenergie und eine unausgeglichene, elo-magetische Lebenskraft besitzt und häufig starken negativen Kräften der Wellenlänge 22,5 ausgesetzt ist, kann oder muß erwarten, Tumor zu bekommen.

Es ist zu vermuten, daß sich diese Wellen summieren und dann gemeinsam die Steuerleitung übertönen.

Entstörgeräte

In den bisherigen Betrachtungen haben wir gesehen, daß die *Erdstrahlen* vorwiegend aus kosmo-terrestrischen Wellen des Energieträgers *Load* auf verschiedenen Wellenlängen bestehen. Mit Hilfe der Loadografie kann man jede einzelne Welle auf Wellenlänge und Intensität erfassen. Was kann man aber dagegen tun? Gibt es wirksame Entstörgeräte?

Es sind eine Reihe von Geräten auf dem Markt, die auch wirken, d. h. der Rutengänger merkt über dem Bett den Rutenausschlag, und wenn er das Gerät aufstellt, hat er keinen Ausschlag mehr. Ist das Bett nun wirklich entstört?

Nein! So einfach ist das nicht.

Solange man nämlich mit einer einzigen Vertikalrute mißt, findet man auch nur ganz bestimmte Wellenlängen, auf die anderen spricht die Rute nicht an.

Zwar ist es besonders gegen Krebs wichtig, wenn die Wasserstrahlen weg sind; denn bei Krebs fand man stets Gitternetzkreuzungen auf Wasserkreuzungen. Die Wasserläufe findet man mit einer großen Rute. Wenn man die Wellenkonzentrationen jedoch richtig wegbekommen will, braucht man Störsender für jede einzelne Welle.

Man kann z. B. Magnete gegeneinander auf Gitternetzstreifen legen, so daß dieser Streifen durch eine Induktion beeinflußt wird. Sie müssen jedoch von einem Radiästhesisten genau ausgemessen und eingerichtet werden. Leider sind Gitternetze nicht konstant, sondern sie ändern sich z. B. schon durch ganz entfernte Erdbeben erheblich; dann wirkt der Magnet nicht mehr.

Es gibt andere Geräte, die mit elektrischem Antrieb einen Schwingungskreis erzeugen. Mit RAYOTEST konnte ich dabei mehrere verschiedene Frequenzen messen. Am besten vergleicht man die Wirkung der Entstörgeräte mit der eines Störsenders. Wenn ein politischer Radiosender nicht erwünscht ist, wird er mit einem stärkeren Störsender wirkungslos gemacht, indem man auf der gleichen Welle sendet. Wenn man auf 10 Wellen die Nachricht ausstrahlt, muß man auf 10 Wellen Störsender ansetzen.

Erdstrahlen wirken bei starken Konzentrationen auf 10-20 verschiedenen Wellenlängen unterschiedlicher Intensität.

Also muß ein gutes Entstörgerät gleichzeitig auf vielen Wellenlängen senden.

Ich habe nach einem zum Patent angemeldeten Emissionsverfahren verschiedene Entstörer gebaut, die relativ viele Frequenzen senden. Man kann die Wirkung mit einem Pendel oder RAYOTEST beobachten, wenn man sie vor die Stabenden hält. Es ist nämlich eine der merkwürdigsten Eigenschaften von *Load,* daß jeder Stab in

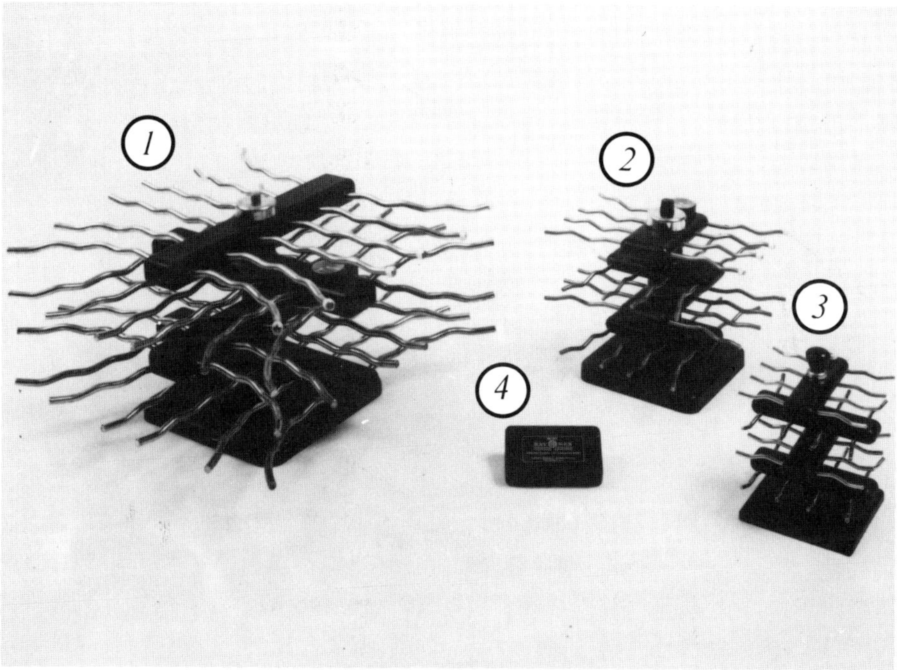

Abb. 92
RAYONEX-Entstörgeräte

❶ *SUPER-RAYONEX gegen schwere Störungen, Reichweite bis 50 m*
❷ *RAYONEX-Hausentstörer Reichweite bis 20 m*
❸ *RAYONETTE-Raumentstörer Reichweite bis 8 m*
❹ *MINI-RAYONEX-Platzentstörer Reichweite bis 3 m*

horizontaler Lage diese Kraft wie eine Antenne empfängt und aus den Stabenden aussendet.

Abstand, Länge, Material usw. beeinflussen die Wellenlängen und die Anzahl der Wellen. Die Geräte haben den Vorteil, daß sie keinen Stromanschluß benötigen und viele verschiedene Wellen senden.

RAYONEX-Entstörer entstören aber nicht nur die kosmischen Wellen, sondern sie entstören auch einen erheblichen Teil der radioaktiven Strahlen. Das widerspricht zwar der physikalischen Lehrmeinung, es läßt sich jedoch einwandfrei mit einem hochempfindlichen Geigerzähler beweisen: Wenn man einen radioaktiven Stoff mit einem Geigerzähler mißt, hört man das *Trommelfeuer* der Einschläge. Stellt man RAYONEX zwischen den radioaktiven Körper und den Geigerzähler, so wird das *Trommelfeuer* zu einem *Einzelfeuer,* und der Anzeiger der Meßskala geht erheblich zurück. Das beweist, daß RAYONEX auch radioaktive Strahlung absorbiert.

Je kleiner die Geräte, desto geringer ist die Reichweite. Die genaue Reichweite der Entstörgeräte läßt sich nicht angeben, weil die *elo-magetischen* Wellen sehr unterschiedlich stark sind. So steigern sie sich bei Vollmond etwa auf das 3-fache, bei Nacht steigen sie gegen 2 Uhr auf das Doppelte, und bei Gewitter verdoppeln sie sich noch einmal.

Es kann vorkommen, daß ein Entstörer der eine Reichweite von 25 m hat, die Reichweite bei Gewitter oder nachts auf die Hälfte, bei Vollmond auf 1/3 zurückgeht.

Da man nicht vorher ohne eine *Loadografie* die genauen Wellenlängen und die Intensität weiß, liefert die Firma RAYONEX Strahlentechnik GmbH, 5940 Lennestadt 14, die Geräte 4 Wochen lang kostenlos zum Testen.

Ich möchte noch darauf hinweisen, daß es auch Seitenstrahlen gibt, wenn die Wellen z. B. auf Spiegel fallen und reflektiert werden. Auch Blechflächen wie Öltanks können die Wellen konzentrieren.

Je gestörter ein Mensch ist, desto empfindlicher wird er gegen die Wellen. Gesunde Menschen empfinden die Strahlen häufig nicht, bis sich bei ihnen auch Dauerblockaden eingestellt haben. Solche *Blockaden* lassen sich jedoch mit *SANOTRON* auf der richtigen Frequenz beheben.

Wie groß ist die Reichweite der Entstörgeräte?

Diese Aussage ist nur mit Einschränkung möglich, weil sie von verschiedenen Faktoren abhängt:

1. Von der Intensität der Erdstrahlen. Je stärker sie sind, desto geringer ist der Wirkungskreis. Nach Freiherr von Pohl kann man bis zu 16-facher Konzentration der Normalleistung beobachten. Ab Intensität 9 ist nach seinen Angaben Krebsgefahr angezeigt. Es leuchtet ein, daß die Reichweite bei 16-facher Konzentration nur halb so groß ist wie bei 8-facher Konzentration.

2. Die *Erdstrahlenkonzentration* steigt bei Vollmond stark an, und zwar etwa auf das 3-fache. In der Nacht erhöht sich die Intensität ansteigend gegen 1 Uhr bis 2 Uhr ebenfalls auf das Doppelte. Bei Gewitter steigt sie auch auf das Doppelte an. Im umgekehrten Verhältnis steht die Reichweite der Geräte. Auch die Sternenkonstellation, bei der fast alle Planeten an der gleichen Stelle stehen, erhöht die Strahlung erheblich. So können also die Gestirne aus den unendlichen Entfernungen über die konzentrierten Erdstrahlen auf unser Leben und unsere Gesundheit einwirken.

Wie man die Wirksamkeit der Entstörgeräte messen kann

Es gibt mehrere Möglichkeiten, die Wirksamkeit von Entstörern zu testen: Ein Rutengänger ermittelt z. B. mit der Rute eine schwere Reizzone. An dieser Stelle bleibt er nun stehen. Sein Helfer kommt jetzt langsam mit dem *Entstörer* auf ihn zu. Sobald dieser mit dem Gerät in die Reichweite kommt, spricht die *Rute* nicht mehr an.

Dasselbe kann man natürlich auch mit dem kleinen *Pendel* machen.

Eine zukunftsträchtige Methode ist die bereits geschilderte Methode der *Loadografie.* Dabei wird Alu-Folie, wie man sie im Haushalt benutzt, auf dem Bett ca. 15 bis 30 Minuten ausgelegt und dann mit SANOTRON in Resonanz gebracht.

Mit RAYOTEST kann man ganz genau die Wellen und auch die Intensität dieser Wellen messen.

Auf diese Weise kann man überzeugend die Wirksamkeit der RAYONEX-*Entstörgeräte* beweisen: Zuerst nimmt man eine *Loadografie* des nicht entstörten Bettes. Dann stellt man RAYONEX auf und mißt erneut.

Daraus kann man die Wirksamkeit der Entstörgeräte genau ermitteln.

Es gibt aber auch noch eine andere Meßmethode zur Prüfung der RAYONEX-*Entstörer.* Sie wurde von Architekt Dipl.-Ing. Paul Artmann in Wien durchgeführt. Dazu wird bei einer Testperson eine Hautwiderstandsmessung des Körpers vorgenommen, und die Werte werden registriert.

Paul Artmann ermittelte zunächst einen stark belasteten Meßplatz. Dann stellte er in dem Raum auf einer nicht belasteten Stelle das Entstörgerät RAYONEX auf und richtete es genau in Nord-Süd-Richtung aus. Dann wurde an einer Versuchsperson eine Hautwiderstandsmessung durchgeführt. Anschließend wurde RAYONEX durch Umlegen auf die Seite außer Betrieb gesetzt.

Nach einer 30-minütigen Zwischenzeit führte man erneut eine Hautwiderstandsmessung durch. Es zeigte sich, daß sich die Werte erheblich verschlechtert hatten im Gegensatz zur ersten Messung. Das ist der Beweis für die Wirksamkeit des RAYONEX-Gerätes. Diese Versuche hat Paul Artmann mehrfach wiederholt - mit demselben Ergebnis.

(siehe nachfolgende Tabellen)

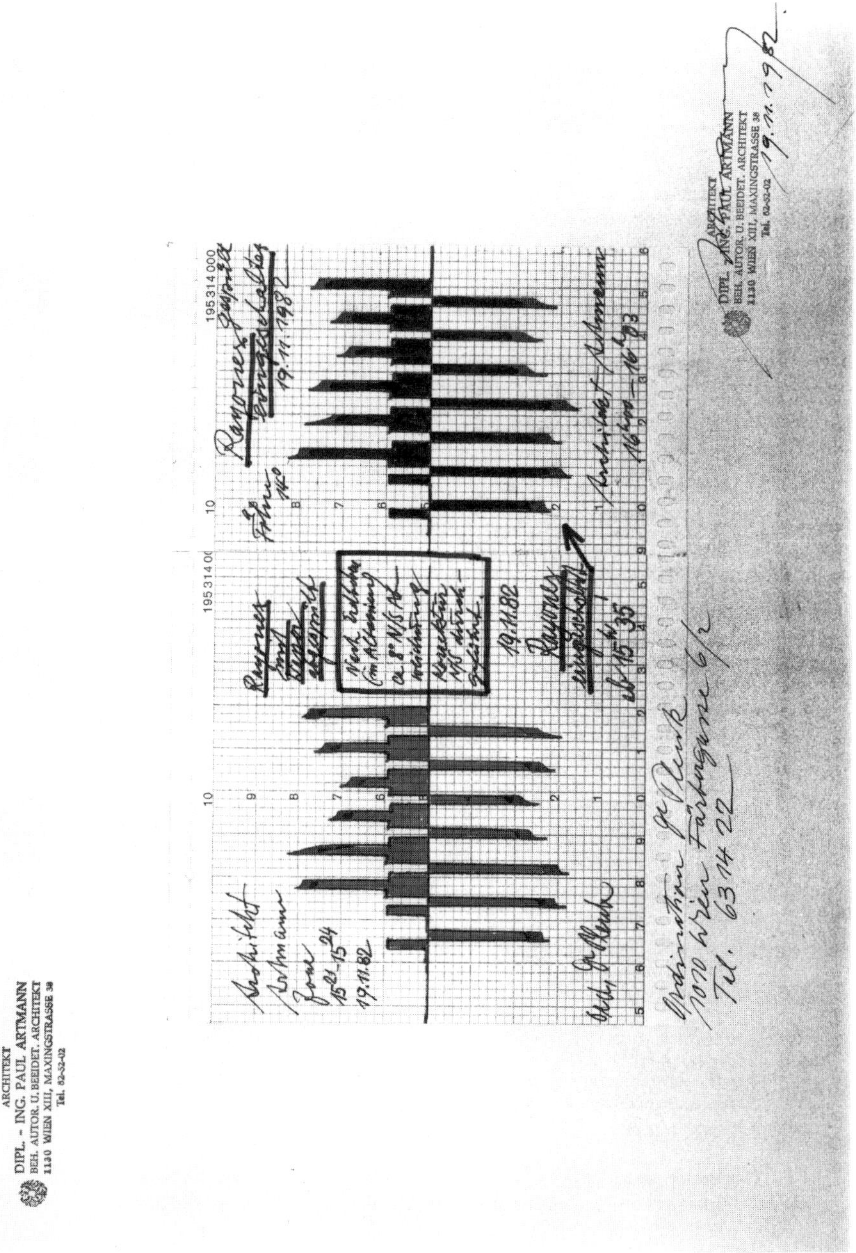
ARCHITEKT
DIPL. - ING. PAUL ARTMANN
BEH. AUTOR. U. BEEIDET. ARCHITEKT
1130 WIEN XIII, MAXINGSTRASSE 38
Tel. 82-32-02
195 314 000
ARCHITEKT
DIPL. - ING. PAUL ARTMANN
BEH. AUTOR. U. BEEIDET. ARCHITEKT
1130 WIEN XIII, MAXINGSTRASSE 38
Tel. 82-32-02

Überprüfung der Entstörwirkung des " RAYONEX " - Entstörgerätes der Fa. RAYONEX GmbH in D-5940 Lennestadt 14 - BRD.

Ordination mit "Rayonex" entstört.	Meßpause	Ordination nicht entstört	Ordination mit "Rayonex" entstört.

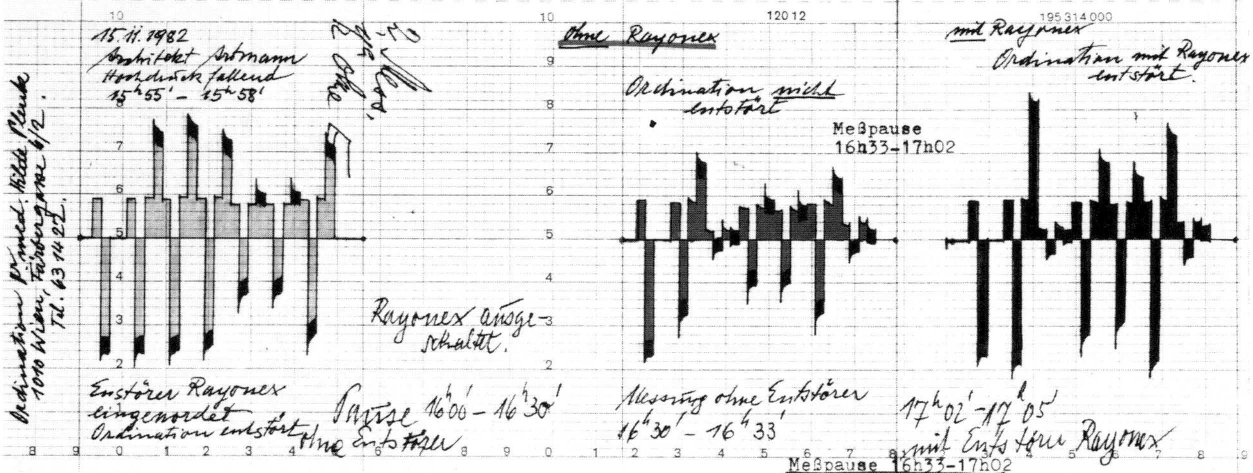

1.Messung 15h55-15h58	Meßpause 16h00-16h30	2.Messung 16h30-16h33	3.Messung 17h02-17h05
Ordination mit Rayonex entstört	Rayonex ausgeschaltet	Rayonex ausgeschaltet	Rayonex seit 16h33 wieder eingeschaltet.

Die Meßwerte nach Einschaltung des Rayonex zeigen gegenüber der 2.Messung (ohne Rayonex) eine deutliche Besserung.

Ort der Messung: Ordination von Frau Dr.med.Hilde Plenk, 1010 Wien,Färbergasse 6/2. Tel. 0222/631422
Wetter: Hochdruck fallend,leicht bewölkt, 65% r.Luftf.
Messung:Mittels Impulsdermograph über Stirn-Hände-Füße-Elektroden.
Probant:Architekt Dipl.Ing.Paul Artmann,74a, 1130 Wien,Maxingstr.38
Beurteilung: Die Entstörwirkung des "RAYONEX"-Entstörgerätes ist deutlich feststellbar.

ARCHITEKT
DIPL. - ING. PAUL ARTMANN
BEH. AUTOR. U. BEEIDET. ARCHITEKT
1130 WIEN XIII, MAXINGSTRASSE 38
15.11.1982

Überprüfung der therapeutischen Wirkung des Rayonex-" Biotron " Gerätes der Fa. Rayonex GmbH - Strahlentechnik in D-5940 Lennestadt 14 - BRD.

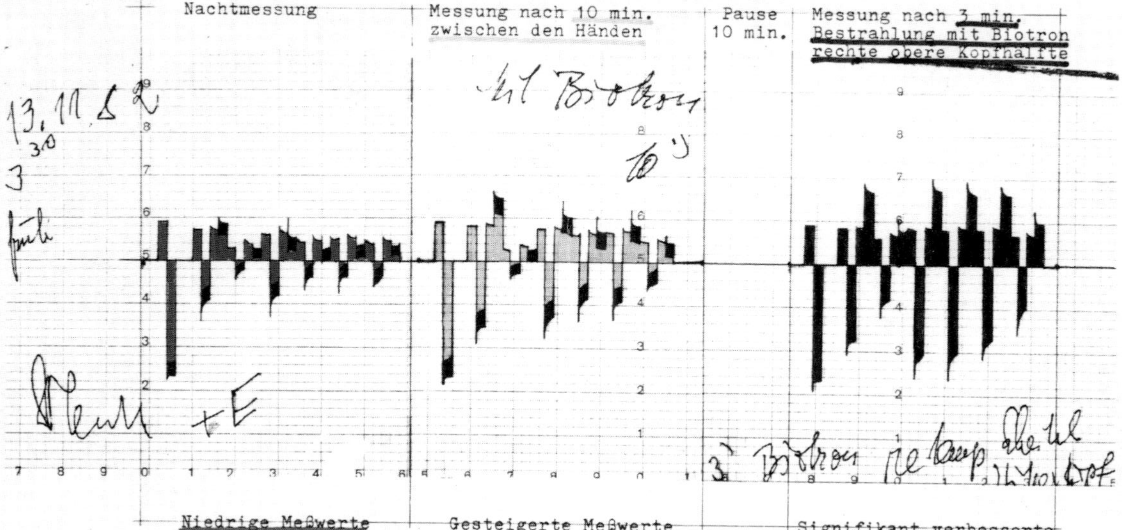

Signifikant verbesserte Meßwerte. In der ersten Bestrahlungsminute Stechen und Kribbeln, dann Beruhigung.

Ort der Messung: Ordination von Frau Dr.med.Hilde Plenk, 1010 Wien, Färbergasse 6/2.
Zeit:-Datum: 13.11.1982

Probant: Dr.med.Hilde Plenk 72a

Beurteilung: Der gezielte Einsatz des Biotrongerätes brachte eine Milderung der pathogenen Situation und eine beachtliche Steigerung der Körperstrom-Rückflußwerte.
Messung: Mittels Impulsdermograph über Stirn-Hände-Füße-Elektroden.
Wetter: Hochdruck fallend, noch überwiegend sonnig, 60% r.Lftfchte.

ARCHITEKT
DIPL. - ING. PAUL ARTMANN
BEH. AUTOR. U. BEEIDET. ARCHITEKT
1130 WIEN XIII, MAXINGSTRASSE 38
Tel. 82-82-02 13.11.1982

Zusammenfassung

Aus vielen Beobachtungen möchte ich schließen: Konzentrierte kosmische Wellen (sogenannte Erdstrahlen) treten in verschiedenen Wellenlängen auf und überlagern im Energiekörper die Lebensenergie dieser Wellenlängen so stark, daß der Informationsfluß zu den Drüsen, Organen und Zellen mehr oder weniger stark gestört wird, wodurch eine Fehlreaktion im physischen Körper auftritt, so daß eine chemische und elektrische Abnormalität auftritt. Je stärker die Störung ist, desto schlechter ist die Information, desto ausgeprägter werden die Symptome und Schmerzen. Geschlossene Armbänder und Halsketten tun ihr übriges dazu. Mit Hilfe von Medikamenten läßt sich ersatzweise die fehlende Welle überbrücken.

Mit der Zeit wird die Blockade, die als eine Löschung im Bio-Energiezentrum anzusehen ist, so stark, daß ihr mit einer Tablette oder einer Spritze nicht mehr beizukommen ist. Wenn man dann die Tablette mit einer SANOTRON-Strahlung gleicher Wellenlänge kombiniert, wird die Wirksamkeit erheblich gesteigert, so daß die Dauerblockade ganz aufgehoben werden kann. Die gleiche Wirkung wie die der Tabletten läßt sich durch SANOTRON-Wellen der gleichen Frequenzen erzielen. Die Blockaden können je nach der Stärke der kosmischen Wellen so stark werden, daß auch die Zellerneuerung außer Kontrolle gerät, was Freiherr von Pohl bereits vor 50 Jahren praktisch demonstrierte. Diese Erkenntnis möge für die Forschung hilfreich sein.

Bei jeder Krankheit kann man mit RAYOTEST im Bio-Energiespektrum ganz bestimmte Löschungen (Blockaden) beobachten. Die Resonanz kann in 6 verschiedenen Ebenen erfolgen.

Der menschliche Körper wird über den Energiekörper mit Hilfe der Bio-Energie gesteuert, und zwar jedes Organ auf einer gesonderten Welle. Wenn dieser Energiefluß durch Blockaden gestört oder ganz verhindert wird, entstehen Krankheiten.

Wenn man den Energiekörper mit diesen Wellen bewellt, gleichgültig ob er physisch noch vorhanden ist oder nicht, kann man das Energiespektrum wieder normalisieren und Blockaden aufheben, so daß der Energiefluß zu den Organen und Zellen wieder funktioniert und der physische Körper wieder normal arbeitet. Das bedeutet, daß er wieder gesundet.

Ein ganz erheblicher Teil aller Blockaden wird durch konzentrierte kosmische Wellen hervorgerufen. Diese Konzentrationen lassen sich durch RAYONEX-Entstörgeräte auflösen.

Schlußwort

Das Wort »Bio« (griechisch = das Leben) ist heute zu einem Reizwort geworden.

Von den einen zu einer Weltanschauung erhoben, von anderen ist es umstritten und bekämpft.

Es umfaßt eine unendliche Fülle von Einflüssen auf unser Leben, auf Glück und Gesundheit. Es handelt sich um Kräfte, die physikalisch nicht meßbar und chemisch nicht erfaßbar sind. Doch ohne diese Kenntnisse dieser subtilen Kräfte werden wir keine Antworten auf die Fragen nach den Geheimnissen des Lebens bekommen.

Die Antwort ist so vielschichtig (komplex), daß es niemals möglich sein wird, diese Fragen voll zu beantworten.

Meine Arbeit möge ein kleiner Beitrag sein, die meist unverstandenen Phänomene dieser subtilen Kräfte, die sich bisher nicht messen ließen, ein wenig verständlich zu machen.

Als ich mir vornahm, meine Beobachtungen für jeden verständlich zu beschreiben, ahnte ich noch nicht, was man alles entdecken kann, wenn man die Augen aufhält.

Für manchen mögen die Betrachtungen unzusammenhängend erscheinen. Einzeln betrachtet kann jeder Gedanke aber nur ein winziger Mosaikstein in dem großen Bild des Lebens sein, im

BIO-MOSAIK.

Ich würde mich freuen, wenn dieses Buch vielen Menschen helfen wird, bestimmte Zusammenhänge zu verstehen, den Grund für ihre Krankheit zu erkennen und ihre Gesundheit wiederzufinden.

Literatur über Erdstrahlen und Wünschelruten

Lakhovsky *Das Geheimnis des Lebens*

Freiherr von Pohl *Erdstrahlen als Krankheitserreger*

Käthe Bachler *Erfahrungen einer Rutengängerin*

Dr. Rausch *Mensch und Strahlenwirkung*

Dr. Brüche *Mensch und Umwelt*

Kirchner *Pendel und Wünschelrute*

Bird *Wünschelrute – die weissagende Hand oder das Mysterium*

Graves *Radiästhesie*

Brodeu *Mikrowellen – Die verheimlichte Gefahr*

Mayer/Winklbaur *Biostrahlen*

E. A. Laurence *Kosmische Mächte*

Bisher sind folgende radiästhetische Studien von Paul Schmidt erschienen:

Nr.	Titel	Best. Nr.	Preis
1	Die 'Konventionelle Radiästhesie'	510	4,50
2	Die 'Höhere Radiästhesie'	511	4,50
3	Magnetismus	512	4,50
4	Celluloid	513	4,50
5	Fernseh- und Computerstrahlen	514	4,50
6	Das Waldsterben	515	4,50
7	Sonne, Mond und Sterne	516	4,50
8	Biologische Nahrung	517	4,50
9	Der Ursprung der Materie und die kosmische Dimension der Stoffe	518	4,50
10	Wormbach - ein kosmisches Strahlungszentrum	519	4,50
11	Resonanzenergie	520	4,50
	Weitere radiästhetische Studien sind in Vorbereitung		

Von Paul Schmidt bieten wir weiterhin folgende Bücher und Broschüren an:

Krebs - eine Vollblockade im Zellerneuerungszentrum	503	15,00
Die Symphonie der Lebenskräfte	507	30,00
Glück - eine kleine Lebensphilosophie	505	3,00
Erdstrahlenfibel	504	3,00

Autor:	Paul Schmidt
Herausgeber:	RAYONEX Strahlentechnik GmbH Postfach 4060 D-5940 Lennenstadt 1 (Saalhausen) Telefon: 02723/80870 · Teletex 272331 West Germany
Gestaltung des Umschlages und Grafik:	Gerd Anthony, Kürten
Aufnahmen:	Foto-Rickert, Schmallenberg
Druck:	Bonn und Fries, Siegen

Erstveröffentlichung: 11/83 · 4. Auflage 7200

Printed in Germany 1986

ISBN 3-9801304-1-X